Un succès solidaire face à la pandémie

Over the blues

Questions contemporaines
Collection dirigée par Jean-Paul Chagnollaud, Bruno Péquignot et Xavier Richet

Chômage, exclusion, globalisation… Jamais les « questions contemporaines » n'ont été aussi nombreuses et aussi complexes à appréhender. Le pari de la collection « Questions contemporaines » est d'offrir un espace de réflexion et de débat à tous ceux, chercheurs, militants ou praticiens, qui osent penser autrement, exprimer des idées neuves et ouvrir de nouvelles pistes à la réflexion collective.

Dernières parutions

Jacques ARON, *Du malheur de mêler Dieu aux affaires humaines. La « question juive » dans tous ses états*, 2021.
Bénédicte BERTHE, *Bien-être, questions de gestion*, 2021.
Bertrand NAIVIN, *Vivre à l'heure de l'innocence impossible*, 2021.
Pascal MOUNIER, *Étiologie d'une décadence, De l'érosion du discours politique à la ruine de l'autorité des institutions*, 2021.
Eguzki URTEAGA, *Le processus de paix au Pays basque*, 2021.
André BOROWSKI, *Considérations sur les pathologies religieuses. Contra religiones*, 2021.
Mohamadou BA, *L'école sénégalaise face aux enjeux de la modernité. Un défi lancé à l'État et aux populations*, 2021
Mohamadou BA, *Le maitre d'école, quelles ressources pour un enseignement-apprentissage de qualité ? De l'implicite à l'explicite*, 2021
Gabriel RAMIREZ MORALES, *Le fameux télétravail. Pièges, dangers et surtout les bienfaits*, 2021.
Charles-Édouard LEROUX, *L'avenir d'une déception, Vivre des temps incertains*, 2021.
Seungman BAEK, *Écosystème urbain et architecture en Asie orientale*, 2021.
Michel BOSC, *Le jouet, miroir de la France. 1900-2000*, 2021.
Christiane LOPEZ, *Des élus locaux face à la collusion des égoïsmes. NIMBY (Not In My Back Yard)*, 2021.

Xavier de Montille

Un succès solidaire face à la pandémie

Over the blues

L'Harmattan

5-7, rue de l'École-Polytechnique – 75005 Paris
www.editions-harmattan.fr
ISBN : 978-2-343-23563-9
EAN : 9782343235639

« La vraie générosité envers l'avenir consiste à tout donner au présent. »

Albert Camus, l'homme révolté

« La beauté c'est l'harmonie du hasard et du bien »

Simone Weil

A tous les bénévoles qui ont anonymement participé à cette formidable aventure.

Table des matières

Préface de Jean-Noël Barrot, Député des Yvelines

Il est des instants dans l'Histoire quand le destin bascule. Le 16 mars 2020 est de ceux-là. Prenant acte de la propagation galopante d'un virus inconnu qui menace de faire imploser son système de santé, la France lui déclare la guerre. Le Président de la République annonce le confinement du territoire national pour enrayer l'explosion des contaminations. Le pays s'installe alors dans le silence et l'immobilité. Mais dans les hôpitaux la pression monte. Les capacités de réanimation sont rapidement saturées, certains médicaments commencent à manquer, et bientôt, les stocks d'équipements de protection des soignants aussi basiques que les masques et les blouses sont épuisés.

Face à une situation si critique, il est tentant de céder au sentiment d'impuissance et de se résigner. Mais il reste cette part d'indignation en nous qui nous appelle à l'engagement. Et c'est ainsi que dans cet instant si noir de notre Histoire se sont levés des « citoyens maquisards », des héros qui ont décidé de passer à l'action, et d'entrainer les autres avec eux dans un élan de bravoure et de générosité : il en est ainsi de l'incroyable épopée d'Over-the-Blues.

Rien ne destinait Aude de Montille et Odile de Ruffray à cela. La première est créatrice de mode et de robes de mariée dans une boutique bien connue du quartier Saint Louis à Versailles. La seconde est restauratrice de monuments. Deux femmes de grande valeur qui ne s'imaginaient sans doute pas, quelques semaines plus tôt, entrer en résistance.

Répondant à l'appel de détresse d'un hôpital recherchant des couturiers pour concevoir des blouses de protection, elles unissent leurs forces. Il leur faut trouver en urgence des couturières bénévoles, du tissu, des élastiques... L'aventure Over-the-Blues commence, et va créer des vocations.

En quelques jours des centaines de couturières bénévoles se mobilisent. Les dons de tissus affluent. Les réseaux logistiques se mettent en place. Dans toutes les Yvelines, les machines à coudre tournent à plein régime. Les médias se faisant rapidement l'écho de l'initiative, Over-the-Blues essaime bientôt dans toute la France. En deux mois, 4000 bénévoles sont mobilisés dans 210 villes de France. La Réserve Civique et la Réserve Opérationnelle de la Gendarmerie sont elles aussi enrôlées.

Car la force d'inspiration d'Aude de Montille et Odile de Ruffray est extrêmement contagieuse. J'en fais moi-même l'expérience, en me rendant dans l'atelier de la place de la Cathédrale, le quartier général, dans les premiers jours d'avril. La petite équipe déborde d'enthousiasme, mais manque d'à peu près tout, et notamment d'élastiques.

Je suis immédiatement saisi par l'envie d'apporter ma modeste contribution à cette si noble cause. Activant tous mes réseaux, je m'aperçois que la pénurie d'élastique est nationale. Mais grâce à l'extraordinaire réactivité des dirigeants de l'entreprise SACRED (Eure et Loir) et de l'entreprise SATAB (Haute-Loire), des dizaines de kilomètres d'élastique arriveront dans les temps à Versailles.

Les bénévoles auront confectionné 42000 sur-blouses pour les soignants œuvrant à la réanimation des malades du COVID-19. Mais elles auront, et c'est tout aussi important, tissé un lien, une chaîne de solidarité traversant tout le pays. Cet exemple nous inspire et nous oblige à encourager et à valoriser l'engagement citoyen, source de résilience, de solidarité, et d'innovation.

Le lecteur trouvera dans ces pages la genèse de cette formidable épopée, et y découvrira les visages de celles et ceux qui y ont contribué. Il engagera ensuite un tour de France passionnant, à la rencontre des antennes locales d'Over-the-Blues et de leurs histoires qui, prises toutes ensemble, dessinent la trame d'une France qui se tient debout dans l'adversité. Il comprendra enfin que l'aventure ne s'arrête pas là, et que l'idée de substituer aux blouses jetables des blouses lavables et plus respectueuses de l'environnement, est l'une des leçons les plus éclatantes que nous devons collectivement tirer de la crise.

Je ne saurais terminer sans exprimer mon absolue gratitude à Aude de Montille et Odile de Ruffray, et, à travers elles, à tous les Français qui ont, d'une manière ou d'une autre, formé les maillons de cette grande chaîne de la solidarité, donnant tout son sens au troisième terme de la devise de notre République : la fraternité. Un pays ainsi uni, rien ne lui résiste.

Jean-Noël Barrot, député des Yvelines, le 18 avril 2021

Le mot du bureau d'Over the blues

Un réseau de résistance dans la guerre contre le COVID !

Nous avions, parait-il, le meilleur système de protection de santé. Au premier choc causé par cette pandémie, celui-ci s'est pourtant effondré comme la ligne Maginot ! Les stocks stratégiques de matériel de lutte contre le virus, masques et protections de nos professionnels de santé, avaient disparu… détruits par les besoins compulsifs d'économies de nos finances publiques.

Les infirmières en sont réduites à utiliser des sacs poubelles en guise de protection contre le virus.

Devant cette débâcle et cette situation d'inertie nationale, nous avons créé tous ensemble, un réseau d'aide aux soignants qui couvrira rapidement toute la France. Répondant immédiatement à l'appel au secours des Ehpads et des hôpitaux au printemps 2020, 4.000 bénévoles répartis dans 210 antennes en France, se sont relayés pendant les trois mois, et fourniront gratuitement et dans un temps record, les stocks de sur-blouses manquant cruellement aux soignants débordés par l'arrivée en continu aux urgences et dans leurs services de malades du COVID.

Comme en temps de guerre, les bénévoles l'ont fait en l'absence de tous moyens financiers et logistiques, à partir de draps recyclés, collectés auprès de la population, de fils trouvés au fond d'une armoire et d'élastiques récupérés sur des draps housse. Les sur-blouses sont alors fabriquées artisanalement à domicile par des couturières bénévoles. Les soignants utilisent les blouses offertes, sans attendre de certification administrative préconisée par certains tatillons de l'administration publique. Dans l'urgence, celles-ci leur ont parfois sauvé la vie.

Un modèle simple « Taille unique », résistant et personnalisable est combiné à un concept basique « zéro euro, zéro égo ». Le succès de l'organisation et du management des plateformes de production d'Over the blues a été exemplaire.

Il aura fallu seulement deux mois pour confectionner plus de 42.000 sur-blouses distribuées gratuitement à 400 établissements de soins, avec cette question si fréquemment posée : « Comment ont-ils réalisé l'impossible ? »

L'Association Over the blues a eu le mérite d'offrir une aide concrète, rapide, efficace et vitale aux soignants qui en ont bénéficié. Les 4000 bénévoles de l'immense chaîne de solidarité d'Over the blues ont fourni un travail remarquable, répondant tous avec talent et cœur dans un élan de générosité spontané. Une aventure solidaire et humaine exceptionnelle.

Over the blues aura été pour nous, mais aussi pour tous les bénévoles, une aventure humaine extraordinaire. Au-delà du travail des couturières pour la production de milliers de sur-blouses qu'il aura fallu couper et coudre en partant de rien, ce mouvement a participé à remonter le blues des soignants accomplissant leur mission au front partout en France, mais aussi celui des bénévoles confinés chez eux,

A travers cet ouvrage nous souhaitons témoigner de cet élan de générosité, de créativité, d'ingéniosité, de débrouillardise et de la formidable mobilisation de tous, autour d'une même cause, dans un contexte si particulier.

Ce livre raconte l'épopée incroyable d'Over the blues, en présente la face cachée, son organisation très structurée et totalement délocalisée. Il revient sur les clefs du succès de cette aventure collective, ce véritable conte de fées. C'est un hommage à l'engagement simple, talentueux et généreux de milliers d'anonymes qui, chacun à sa manière, ont fait vivre ce beau mot de *fraternité* de notre devise nationale, au-delà des peurs et des impossibilités que l'époque aurait pu leur assigner.

Nous espérons que cette expérience unique et concentrée dans le temps, sera utile à d'autres associations et d'autres managers en cas de nouvelles crises sanitaires. Puisse la France être épargnée à l'avenir de tels fléaux.

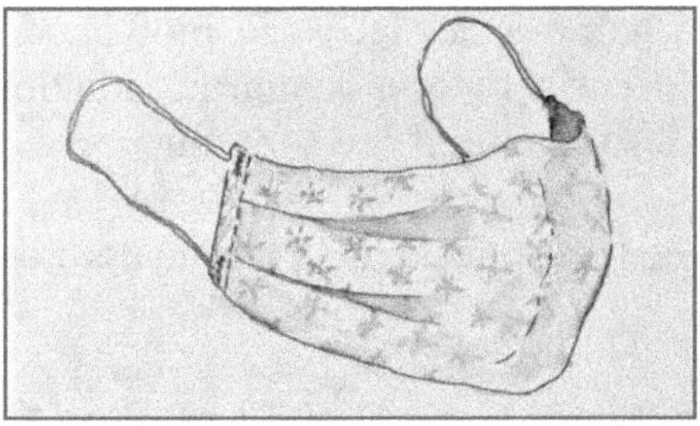

Prologue : de l'insouciance à la tétanisation

- **Inconnu venant de Chine : épidémie ou pandémie ?**

Janvier 2020 la Chine annonce une nouvelle épidémie difficile à contenir. En Europe, les médias parlent des H1N1, H5N1 et SRAS, virus responsables des précédentes épidémies mondiales. Un retour aux difficultés de l'année 2009 est redouté : médecins débordés et vaccinations en masse dans les gymnases sans que le mot pandémie ne s'impose encore.

Néanmoins, l'augmentation du nombre de morts, notamment en Italie, rend la situation préoccupante, alors que certains parlent encore de forte grippe.

En France, pour la journée du 5 mars, le nombre de décès induits par le nouveau virus est multiplié par deux, sans prise de conscience réelle qu'une pandémie redoutable est en train de s'emballer. Ce virus ressemble à une redoutable épidémie de grippe faisant 10.000 morts par an, pour l'essentiel chez les personnes âgées ou fragilisées par une autre pathologie. La nouvelle épidémie tend à être banalisée.

Néanmoins, les premières précautions commencent à apparaître ÷ avec les mesures de distanciation et flacon de gel hydroalcoolique dans les poches.

A Versailles, une Italienne annonce : « *Vous allez voir ce qui vous attend la semaine prochaine* ». Elle fait allusion au récent et brutal confinement de l'Italie. Confinement de toute une population ? Voilà qui serait inédit et personne n'y croit encore… Face à l'accélération exponentielle du nombre de décès, le mot pandémie s'impose. Les médecins donnent enfin l'alerte devant la situation catastrophique de l'Italie où toutes les tranches d'âge sont touchées.

L'OMS nomme le responsable : virus au nom de code COVID-19.

- **Déclaration de guerre : 15 mars 2020**

Les Français découvrent alors que les stocks de masques de nos plans stratégiques ont été supprimés sous la pression des Hauts Fonctionnaires du Ministère des Finances. Faute de masques, les responsables de la santé publique affirment dans un premier temps qu'ils ne servent à rien, aggravant ainsi indirectement la propagation de la pandémie dans la population. Les administratifs de la santé publique sont incapables d'anticiper et de mettre en place les corrections nécessaires pour sortir de la situation désespérée dans laquelle se trouve le personnel médical.

Mi-mars, le gouvernement Français prend enfin la mesure des choses. Les événements sont graves. Le Président de la République intervient à la télévision. Le discours attendu est long et solennel : il déclare que « nous sommes en guerre », le répète avec insistance, et nous informe des mesures décidées pour enrayer la pandémie : suppression de la liberté de déplacement et assignation à résidence des Français pour deux semaines au minimum.

Les Français sont 37 millions à écouter cette allocution, un record d'audience jamais atteint - Pour la finale de la Coupe du Monde de football 2018, il n'y avait « que » 26 millions de téléspectateurs.

Les Français ont quelques jours pour s'organiser avant l'embastillement imposé. Cela rappelle aux anciens le couvre-feu des années 1940. « *Nous sommes (donc bien) en guerre* ».

Les épiceries sont dévalisées car les Français font des stocks. Les étals sont vides : pénurie de riz, pâtes, farine et curieusement, de papier toilette. On se croirait effectivement en guerre : files d'attente interminables devant les boutiques encore ouvertes comme aux heures de gloire de l'URSS, et même parfois bagarres pour les derniers produits car les rayonnages sont vides.

Pour éviter la contagion, le passage en caisse se fait avec la distance d'un mètre entre chaque client. Les acheteurs s'observent, méfiants, mais aussi déjà solidaires. *« Une dame me demande de garder sa place pour retourner au rayon biscottes et je lui demande de m'en ramener un paquet. »* S'il en reste encore… C'est le début d'une entraide qui va se développer face à l'inconnu, où chacun a compris que l'individualisme et la méfiance de l'autre doivent être oubliés devant l'incertitude de l'avenir. Le mot virus est sur toutes les lèvres ; ces lèvres qui commencent à être masquées pour les petits malins qui sont parvenus à s'équiper à temps, car il n'y a plus de masque non plus.

La situation est inédite, c'est une guerre exempte de bombardements, dans le confort relatif d'un appartement, d'une maison, sans le stress du travail et la fatigue des trajets. Les Français sont confinés comme des sardines en boîte ou cloîtrés comme des nonnes. La France découvre les rues silencieuses sans voitures, car la vie à l'extérieur est suspendue, interdite. Les rares passants se croisent rapidement sans s'attarder.

Le droit de sortir se fait avec une auto-attestation pour une bonne raison, à cocher soi-même, dans une liste limitée par la nécessité impérieuse : acheter des biens de première nécessité, promener son chien dans un rayon d'un kilomètre, ou aller voir sa vieille mère par exemple. Cela rappelle aux aînés les Ausweis de 1940; les mots autonomie, indépendance et liberté prennent soudain une connotation différente.

Même si l'ennemi est identifié, il reste encore mal connu, et les médias annoncent tout et son contraire sur la possibilité d'un futur vaccin ou sur les protocoles sanitaires à mettre en place en cas d'atteinte par le virus ou même pour s'en défendre.

- **Le confinement, un inédit politique nécessaire**

Ça y est, le mot tant redouté a été prononcé : « Confinement ». Plus d'école, plus d'élèves en classe, plus de salariés en entreprises, télétravail ou bien chômage technique. Certains redoublent de travail, quand d'autres sont désœuvrés. Pendant les premiers jours, c'est le choc d'une situation sans référence. Dans l'Histoire, il y a eu des léproseries ou des mises en quarantaine, jamais l'enfermement général de la population.

Le gel hydroalcoolique et les masques sont introuvables et la pénurie alimentaire guette : le chaos s'installe dans nos vies.

Chacun fait face à un nouveau rythme et survient alors une phase d'excitation ou de peur selon les familles. Pour certains, ce sont des vacances non prévues ! Pour les personnes déjà seules, l'isolement s'accroît et se fait durement ressentir. Pour d'autres encore, une vie de famille imposée, avec des risques de violences intra-familiales. Que faire ? Ranger, bricoler, discuter, surfer sur la toile, apprendre à se retrouver, rattraper le temps perdu, …

Beaucoup se retrouvent cloîtrés de force à la maison . Ils vont vivre ces quelques semaines en famille et profiter de ces moments d'ordinaire trop rares. D'autres ont plus de chance et peuvent fuir les villes en se réfugiant au vert chez les grands-parents, avec plus d'espace…

La France est scotchée à son poste de télévision tous les soirs devant le journal de 20 heures pour essayer de comprendre ce virus, comment s'en protéger et surveiller l'évolution de la situation épidémique dans les hôpitaux. La France commence à compter ses morts.

Au bout de deux semaines, le confinement est prolongé une première fois. L'excitation retombe pour laisser la place à la réalité d'une situation qui s'envenime. Les Français sont connectés via Zoom et Teams... qui permettent des rencontres en visio. Beaucoup découvrent ces outils numériques. Ils écoutent les témoignages des uns et des autres, essayent d'en savoir plus et suivent les informations tous les jours. Leur souci est surtout de rester positif, de ne pas trop s'inquiéter: ce n'est que passager, ça ne va pas durer. Les entreprises continuent de s'organiser en fonction des nouvelles directives qui arrivent chaque jour.

- **Situation anxiogène et impuissance collective**

Nos aïeux ont raconté ce qu'étaient la guerre, ses privations, l'Occupation, les bombardements et le couvre-feu. Mais ils n'ont pas connu le confinement général de toute la population, à quelques rares exceptions notables comme en Suède par exemple. Partout dans le monde, la situation est catastrophique et les gens sont sidérés par son caractère inédit. La télévision martèle le nombre de morts en continu.

Les confinés ne manquent ni d'idées ni de ressources et ne vont pas se laisser abattre par un virus invisible. Oui, l'ennemi est invisible, oui l'ennemi est infiniment petit, insaisissable. Mais les Français ont de la volonté, de la créativité, de la pugnacité et ne lui laisseront pas faire plus de dégâts que les grandes guerres de l'Histoire.

Mais comment faire ? Le sentiment d'impuissance n'est pas loin et les médias rappellent sans cesse que la grippe espagnole des années 1920 (Trente millions de morts en trois ans selon l'Institut Pasteur), a fait plus de morts que la guerre de 1914/1918 (Dix millions de morts en quatre ans) ! Les journalistes parlent aussi de la grippe asiatique de 1968 avec des archives télévisuelles montrant des hôpitaux débordés et des gens portant des masques dans les rues. Personne ne s'en souvient. On oublie vite…

Le pays oscille entre insouciance et inquiétude. Le sentiment de désemparement grandit. Une fois son logement rangé, l'inactivité se fait ressentir, quand ce n'est pas la vie de famille pesante à vivre les uns sur les autres. L'annulation des rendez-vous professionnels et des activités familiales favorise certes le repos de l'esprit mais oblige aussi à cohabiter avec tous dans des m2 parfois exigus. Ce changement d'habitude est plus ou moins bien vécu. A cela s'ajoutent, le stress, la panique, la fatigue du personnel hospitalier, et la maladie qui progresse. La situation va durer.

Que faire, comment s'engager pour aider ? La nécessité d'être utile devient un remède à la mauvaise conscience du « je profite ». Le besoin d'agir devient pressant. Oui mais comment ? Agir sans prendre le risque d'attraper le virus et ne pas aller contre l'idée du confinement. *« Je ne suis ni médecin ni infirmière, pourtant à ce moment-là, j'aimerais bien... »*

- **Soignants en sacs poubelle**

La France est sidérée, l'économie est à l'arrêt, la situation est inédite, angoissante. La France est devenue le pays de la Belle au bois dormant, avec ses rues et routes désertes, ses villes vidées de leurs habitants. Le ballet des sirènes, annonçant déjà des services d'urgence en difficulté, se rapproche inexorablement de chacun.

Les soignants, qui deviennent « nos soignants » sont débordés. Ils appellent au secours. Un virus venu de Chine révèle soudain le dénuement de l'hôpital public après tant d'années de gestion jacobine. Tout fait défaut, pas de blouses, pas de masques, pas de lits de réanimation en nombre suffisant. La panique semble s'installer au plus haut niveau de l'Etat et de l'administration. L'hospitalisation privée et la médecine de ville sont oubliées dans la lutte contre la pandémie.

Ce sont pourtant eux, les soignants, qui, année après année, ont dénoncé la mauvaise gestion des hôpitaux par les hauts fonctionnaires (ces postes n'étant pas les plus prisés à la sortie des concours des Grandes Écoles), sur des modèles ayant échoué dans d'autres pays. La baisse des moyens et l'aggravation des conditions de travail explosent au grand jour.

Avec une pandémie, comment faire face à la situation meurtrière créée par un virus inconnu et virulent ayant des conséquences graves sur la santé à un niveau devenu mondial ?

La population angoissée coud des masques de fortune avec des mouchoirs, des serviettes de table ou d'autres tissus trouvés à la maison. Une petite heure de sortie par jour, quelques courses en faisant la queue pour entrer au supermarché afin de s'éviter. Restent les gestes barrières, vocable peu connu des profanes auparavant, reposant sur le lavage des mains au gel hydroalcoolique (qui rapidement vient à manquer) et la distanciation sociale. Par un abus de langage volontaire ou pas, nous ne le saurons jamais, on parle de la nécessaire distanciation sociale, décrivant ainsi de manière radicale le triste quotidien de nos concitoyens désormais privés de toute la saveur et de la chaleur des relations humaines "en vrai". L'ère du distanciel était arrivée de manière fracassante. Pendant ce temps, le monde réel manque de tout et surtout du plus urgent.

L'information arrive, invraisemblable dans un pays moderne : « *Les hôpitaux n'ont pas les équipements suffisants, les médecins et infirmières doivent changer de masques et de blouses à chaque chambre, l'hôpital manque de lits de réanimation, de respirateurs artificiels et le nombre de malades et de morts augmente, le personnel se fatigue ou est lui aussi contaminé.* »

Les soignants appellent à l'aide dans les médias. Là aussi c'est inédit. Les reportages télévisés montrent l'absence de stocks : il n'y a plus de sur-blouses ni de masques. Les patients sont si contagieux qu'il faut changer les protections toutes les cinq ou dix minutes. C'est impossible avec des stocks vides et non renouvelables en raison d'une économie arrêtée.

Les soignants sont revêtus de sacs poubelles et des infirmières utilisent des serviettes hygiéniques en guise de masque. Les derniers stocks de protections « officielles » jetables de certains hôpitaux ont été volés par des gens sans scrupules.

Inimaginable, indigne et révoltant : Tout cela est inacceptable.

- **La population à la rescousse**

D'un côté, une majorité de la population à l'arrêt, confinée chez elle, et de l'autre des soignants surchargés de travail, débordés, malades parfois. Que faire de tout ce temps libre ? Comment se rendre utile ? A qui s'adresser ?

Il faut pourtant réagir et suppléer une administration empêtrée dans sa lourdeur. Fin mars, le bénévolat et le privé prennent le relais de l'incurie de certains hauts fonctionnaires ; Que dire d'autre quand les soignants enfilent des sacs poubelles en guise de sur-blouses… ? Il faudrait des tabliers, de vraies sur-blouses pour qu'ils soient protégés correctement de la contagion du virus.

Comment ne pas laisser les soignants dans cette situation d'indigence généralisée ?

A la guerre comme à la guerre : il y a des incompétents certes, mais il y a aussi des débrouillards !

Des couturières se mettent spontanément à leur machine à coudre pour pallier ces manques. Partout les soignants sont en rupture de livraison de masques et des couturières bénévoles se mettent à distribuer leur fabrication. Les infirmières demandent aussi de récolter des gants de toilette.

Des couturières rassemblent spontanément des rideaux de douches et des bâches en plastique pour tailler en urgence des tabliers aux soignants. Bientôt le fil à coudre et les élastiques viennent à manquer. Avec les moyens du bord, les tabliers et les masques sont alors agrafés.

Il apparaît très vite que ces masques et sur-blouses ne sont pas assez filtrants pour protéger efficacement du virus. Si ce n'est pas aux normes, c'est mieux que rien du tout, et surtout que des sacs poubelles!

Le succès est immédiat, la reconnaissance aussi.

- **Appel au secours de l'Ehpad à Versailles**

L'affaire s'est ébruitée localement, deux établissements de santé de Versailles appellent à l'aide. Cet appel est officiellement publié dans *Le Parisien* et *Actu 78*. L'heure est grave, ces établissements ne sont plus approvisionnés en matériel de protection et recherchent des couturières de bonne volonté. Il leur faut des sur-blouses lavables. Pour cela, ils peuvent fournir des draps en grande quantité à partir desquels les couturières pourront travailler.

Reste à trouver un patron qui convienne à tous. Le savoir-faire en couture de la plupart des ménagères a quitté la France depuis longtemps et seul persiste un savoir d'excellence du côté de l'avenue Montaigne…. Autant dire à l'autre bout du monde.

Pour Aude et Odile, l'évidence est là : nous pouvons protéger les soignants et nous allons le faire. « *Plus qu'une obligation, c'est un devoir moral envers ceux qui protègent notre santé. L'Hôpital a besoin de notre aide, il l'aura. »*

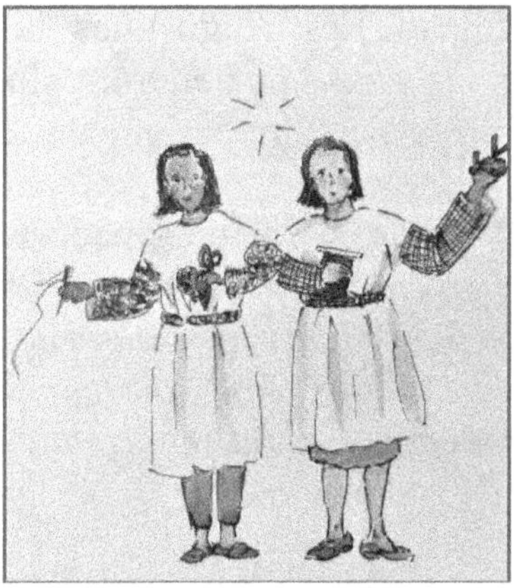

Deux femmes, une étincelle

- **Aude la styliste et Odile l'entrepreneuse**

Versailles et Le Chesnay sont des communes voisines, Aude et Odile ne se connaissent pas et rien ne les prédestine à confectionner ensemble des sur-blouses.

Aude, styliste, vient d'ouvrir son atelier de robes de mariées place de la Cathédrale. Il a été rénové et inauguré en novembre 2019. Odile a eu l'occasion de mettre un pied dans la mode, elle travaille désormais pour la restauration de bâtiments du patrimoine français, dans le respect de l'authenticité. Toutes deux fonctionnent à l'empathie et l'hyperactivité. Etre calfeutrées chez elles est une première incongrue alors que leur esprit à chacune bouillonne d'idées.

Odile est hantée par la photo d'un ami dentiste parti travailler, simplement protégé d'un sac poubelle et d'une pochette plastique A4 pour seule visière. Cela résonne quand elle apprend par sa sœur qu'à Poitiers des demandes urgentes de blouses lavables sont lancées par des soignants – ville pourtant épargnée par le COVID à cette date !

Vive comme l'éclair, Odile lance un appel le 26 mars, grâce à un réseau d'entraide local pour proposer de l'aide. Pourquoi ne pas monter un groupe de couturières qui feraient des blouses à base de draps récupérés ? La proposition est à peine postée que le médecin coordinateur de l'Ehpad Les Augustines la contacte. En effet la situation est urgente, les stocks ne tiendront plus longtemps. Ils ont des draps et sont même prêts à coudre eux-mêmes des sur-blouses !!

Aude s'apprête à partir en province, tout en s'interrogeant : « P*ouvons-nous réellement partir quand nos soignants souffrent ? Que faire pour eux ? Ma conscience de couturière me pousse à appeler l'Ehpad des Augustines, dans l'idée de leur proposer de coudre des masques. Elles en ont encore. Elles me demandent des blouses. »*

Chacune commence l'histoire de son côté, sans se connaître. Marie-Alix, une amie commune, met en relation les deux femmes. *« Unissons nos forces »*. Sans bien se rendre compte de l'ampleur de la tâche qui les attend, elles font appel à d'autres couturières bénévoles. »

Le 27 mars, Aude et Odile unissent leurs idées ; elles forcent le destin. Spontanément, sans même se rencontrer, l'union est acquise entre elles pour travailler ensemble. L'objectif est clair, les valeurs sont communes.

La première mise à l'épreuve arrive dès le lundi. Urgence absolue, pour les malades comme pour les soignants. Délai ? fin de semaine, soit quatre jours pour produire 550 blouses pour les 2 hôpitaux. La gageure n'est pas mince et l'opération est lancée. Il s'agit de réussir.

Aude dessine des patrons faciles à réaliser pendant qu'Odile mobilise son réseau.

Un cahier des charges simple est créé. Il est le suivant :

- Taille unique avec trois avantages : pas de tri par taille après lavage et modèle universel adapté à la majorité du personnel
- Modèle ample mais protégeant les soignants avec des élastiques aux poignets
- Facile à coudre, avec un minimum de coupe et de couture (« La couture pour tous »)

- Réalisation rapide pour répondre à l'urgence sanitaire et aux demandes qui annoncent de grandes quantités.
- Modèle lavable pour éviter les pénuries de sur-blouses et en finir avec le gaspillage et les poubelles débordantes de déchets médicaux au traitement onéreux, une vraie démarche éco-responsable (RSE)
- Utilisation de draps, faute de pouvoir se fournir autrement, une démarche digne de l'économie sociale et solidaire (ESS)
- Absence de budget logistique impliquant une production locale

Le mardi, trois patrons sont présentés séparément à trois médecins qui retiennent spontanément et sans se concerter le même modèle. Mais est-il réglementaire ? Il n'existe pas de norme. Aude et Odile en font fi. Elles décident de créer une norme de facto, avec un code interne de production n°202103272. Ce code correspond au modèle retenu et baptisé par les couturières « Patron d'Aude ». Voilà le produit dûment normé avec son code pour un éventuel fonctionnaire en mal de réglementation.

Cette confiance donnée *a priori* est une des signatures de ce phénomène naissant. Un management par consentement se met naturellement en place : La décision de l'une sera approuvée *de facto* par l'autre et inversement.

- **Union face à l'urgence : « *L'appel du 28 mars* »**

L'aspect technique étant validé, il reste à trouver draps, élastiques et couturières pour compléter les stocks de départ (les élastiques permettant de fermer les manches).

Les premiers contacts téléphoniques montrent que les bonnes volontés ne savent plus où sont leurs machines, et n'ont pas de draps à découper… le pari n'est pas gagné.

Aude et Odile racontent : « *Le 28 mars, c'est au tour de l'hôpital de la Porte Verte de lancer un appel dans les journaux locaux : il faut une coordination de toutes ces bonnes volontés qui veulent venir en aide aux soignants. C'est une évidence, un besoin humain, une obligation morale, on ne peut pas faire autrement que de réagir et aider. Les réponses des bénévoles sont très rapides.* »

Aude met en ligne gratuitement un patron de sur-blouse préalablement soumis à l'approbation de plusieurs soignants.

L'esprit français, certaines devises familiales « Libre mais Fidèle », « Virtus et Honor », « Ma Force d'en haut », …, sonnent dans les coeurs. Fidèles à leur pays, et fiers de leur histoire, les Français s'investissent sans compter.

La France étant à l'arrêt, et toute circulation interdite, on part du principe suivant : des porteurs accepteront de prendre le risque d'une amende afin de récupérer des draps chez l'un pour les livrer à l'autre, et de revenir prendre les sur-blouses. Ainsi ils pourront les livrer aux soignants. Le jeu en vaut la chandelle.

Il reste à communiquer efficacement et à bien présenter le tout, pour fédérer couturières et donateurs. La communication sur les réseaux sociaux doit être succincte, rassurante et comprise par tous en première lecture. C'est ainsi qu'est lancé le 28 mars, par Aude et Odile, un appel pour rassembler un maximum de bénévoles :

APPEL AUX BENEVOLES
REALISATION de sur-blouses
pour le PERSONNEL SOIGNANT
des Ehpads et hôpitaux de votre REGION

- <u>Vous avez des draps et vous ne savez pas coudre ?</u>
  - Faites-vous connaître en précisant, vos NOM et prénom, adresse postale, adresse email, téléphone mobile et le nombre de draps à donner.
  - Voyons ensemble les modalités pratiques pour donner vos draps avec l'envoi d'un *Gentil Porteur* à votre domicile.
  - Si vous pouvez les déposer à l'antenne locale : indiquez sur votre attestation de sortie : participation à des missions d'intérêt général.

- Vous avez des draps et vous savez coudre ?
  - Faites-vous connaître en précisant, vos NOM et prénom, adresse postale, adresse email, téléphone mobile et le nombre de blouses que vous souhaitez réaliser (prévoir 1 H 30/ 2 H par blouse).
  - Vous trouverez le patron et le mode d'emploi en pièce jointe.
  - Une fois achevées, emballez les sur-blouses dans un sac propre et déposez-les à l'antenne locale. Si vous le souhaitez, écrivez votre nom sur un papier et /ou ajoutez un petit mot pour le personnel soignant. Indiquez sur votre attestation de sortie : participation à des missions d'intérêt général.
  - Demandez un Gentil Porteur qui viendra récupérer vos sur-blouses à la porte de votre domicile.

- Vous savez coudre et vous n'avez pas de draps ?
  - Envoyez un email sur le mail générique de votre ville en précisant vos NOM et prénom, adresse postale, adresse email, téléphone mobile et le nombre de blouses que vous souhaitez réaliser.
  - Vous trouverez le patron et le mode d'emploi en pièce jointe.
  - Les draps seront à récupérer à l'antenne locale ou peuvent être livrés par un Gentil Porteur.
  - Si vous pouvez les récupérer à l'antenne locale, indiquez sur votre attestation de sortie : participation à des missions d'intérêt général.
  - Les sur-blouses seront à déposer sur le même lieu que la récupération des draps ou en faisant appel à nos Gentils Porteurs.

Envoyé le soir même sur les réseaux sociaux, le message agit comme une allumette dans une botte de foin. Il réveille les Franciliens groggys et se répand comme une traînée de poudre sur la toile. En 24 heures, ce sont 200 bénévoles qui se manifestent, 400 le surlendemain, et déjà cinq antennes se créent spontanément dans des villes voisines.

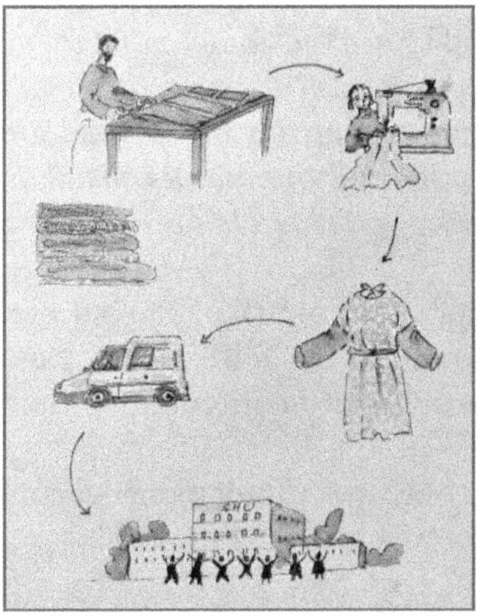

Un élan solidaire ouvert à tous

- **Une idée simple et accessible**

L'objectif est clair : trouver un maximum de bénévoles pour aider un maximum de soignants.

Le concept est simple : Tout en s'imposant au strict respect des gestes barrières, favoriser la production locale d'un produit unique, personnalisable et facile à fabriquer, grâce à une action coordonnée d'antennes autonomes décentralisées en régions.

Les ressources de l'être humain se révèlent souvent dans les situations de crise, (et l'opération Over the blues a vu les bénévoles accomplir de véritables exploits.) En permanence dans l'urgence de l'action, tous sont restés extrêmement mobilisés sans compter leur temps, avec une réactivité inimaginable face à l'adversité. La conjugaison des talents de chacun transforme le sentiment d'impuissance en élan de créativité et d'ingéniosité formidables.

Les égos sont mis de côté et chacun donne le meilleur de lui-même permettant que tout fonctionne miraculeusement au bon moment.

Odile résume ainsi : « *Avec Aude, nous avons été les déclencheurs, et grâce à son dynamisme, à son expérience des réseaux de distribution et à sa capacité à s'entourer des bonnes personnes, Xavier a mis très rapidement en place les clés qui ont permis de fédérer le mouvement et de le rendre national. Il a été le chef d'orchestre* »

Chacun peut aider : les couturières* sont bien sûr indispensables et sans elles rien n'aurait pu se faire. Mais pas seulement ... D'autres missions sont importantes et facilitent la fabrication des blouses.

Il reste à faire connaître rapidement le concept, via le bouche-à-oreille et les réseaux sociaux.

** Indication au lecteur : pour des raisons de fluidité d'écriture et de lecture, nous nommerons « couturières » tous les bénévoles qui se sont mis à leurs ciseaux et machines à coudre. Nous remercions bien entendu les hommes qui ont participé. Il s'avère que les couturières étaient très largement majoritaires. Nous comptons sur leur compréhension. Amusante incartade à nos règles d'accord et juste retour des choses.*

- **Production à domicile, pour l'Ehpad de nos anciens**

Une production locale à flux tendus engendre beaucoup d'avantages. L'action des bénévoles est concrète et tangible : nos couturières fabriquent de chez elles pour les soignants de leurs villages, de leurs villes ou de leurs départements.

C'est tout le contraire de la mondialisation. Donner quinze sur-blouses pour l'Ehpad du village où (sur)vivent nos grands-parents est plus motivant que d'envoyer quinze sur-blouses à une « centrale » qui les redistribue au plan national.

D'autre part, les arbitrages de livraison des sur-blouses sont gérés en toute transparence par ceux qui connaissent le terrain, les enjeux, les spécificités, les soignants. Les décisions sont décentralisées au maximum, et les frais de logistique sont inexistants, grâce à la générosité des bénévoles.

Avec le réseau Over the blues, on n'est plus seul, tout est « cadré ». On intègre une antenne, on s'entraide, on échange, on s'active, on se remonte le moral. Et surtout on trouve du matériel : du fil, des draps, de l'élastique et le fameux patron d'Aude en papier kraft, recopié inlassablement. Les collègues et les familles sont mobilisés, le miracle s'accomplit : Des piles de draps arrivent en quelques jours !

Les plus âgées de nos bénévoles vivent finalement ce confinement avec l'impression d'effacer une solitude pesante : coudre au sein d'Over the blues c'est appartenir à un groupe. C'est aussi la fierté de se sentir utile, de pouvoir répondre à l'urgence sanitaire dans un monde où presque tout semble figé, où beaucoup sont désœuvrés. Elles apprécient la visite des Gentils Porteurs et retrouvent, même pour certaines, une raison de se lever le matin. C'est une double victoire pour Over the blues!

Il arrive même que des antennes soulagent la demande d'autres départements quand la situation de certains services hospitaliers, IME et Ehpads devient critique. Périgueux livre à Agen, Arcachon envoie à Nancy, le Luxembourg qui ne manque de rien coud pour Metz…

Chaque modèle est personnalisable. C'est un détail qui a son importance, laissant à chaque couturière la possibilité d'y mettre tout son cœur et un peu de sa créativité : chaque blouse faite même si elle reste basique est unique par le trésor des attentions qui y sont associées sous forme d'une petite broderie, d'un motif astucieusement placé. On est désormais bien loin de l'industrialisation jetable, impersonnelle et déshumanisante, c'est la concrétisation de l'élan solidaire qui a jailli dans le cœur des couturières non seulement pour protéger leurs soignants mais aussi pour les porter par la chaleur de leurs attentions.

- **Les bénévoles répartis en antennes locales autonomes**

L'engouement est tel qu'il faut structurer l'action et la répartir par zone avec la création d'antennes autonomes. Si les grandes lignes et la philosophie de l'opération sont esquissées depuis l'atelier par Aude et Odile, les décisions sont prises localement en ce qui concerne le recrutement, l'approvisionnement, la production et la distribution.

Les antennes les plus importantes redécouvrent des réflexes tayloristes, avec une répartition des tâches pour gagner en efficacité : il y a ceux qui savent coudre et ceux qui découpent les patrons pour faire gagner du temps aux couturières. Les coupeurs travaillent en cadence, coupant jusqu'à cinq ou six blouses en même temps.

Les Gentils Porteurs (les « GP ») prennent les draps mis dans des bacs au pied des immeubles, devant les portes d'entrée, dans les pharmacies ou dans les halls de supermarchés partenaires de l'opération. Ils apportent le tissu aux couturières, récupèrent les blouses fabriquées et ramènent le tout à leur antenne où viennent s'approvisionner les soignants, limitant ainsi les va-et-vient dans les hôpitaux.

Les lavandières soulagent les couturières d'une tâche bien ingrate en nettoyant et en désinfectant les draps, et leur permettent de se concentrer sur la confection des blouses.

Les couturières se consacrent à l'assemblage des pièces des tissus, prédécoupées dans le meilleur des cas. Les autres bénévoles tiennent les permanences, réceptionnent les draps, les trient, contrôlent la qualité des sur-blouses qui arrivent quotidiennement par dizaines, en retouchent certaines, et les emballent prêtes à être livrées.

Les coordinateurs d'antenne essaient tant bien que mal de tenir la cadence imposée par l'efficacité des bénévoles et par les demandes de sur-blouses toujours croissantes. La tâche est ardue ! Véritable animateur de son secteur, le coordinateur est la tour de contrôle centralisant l'offre et la demande. Il gère la logistique, le recrutement (bouche-à-oreille, annonces, réserve civique etc…), la communication locale (flyers, presse, réseaux sociaux etc…), l'approvisionnement en matériel, l'animation quotidienne des bénévoles de son secteur, la gestion des demandes des soignants, ainsi que les trajets des Gentils Porteurs. Ils s'occupent aussi du reporting qui permet à l'équipe « centrale » de suivre l'évolution du mouvement et restent surtout les garants de l'esprit Over the blues.

Par la diversité et la simplicité de ses missions, Over the blues rassemble une partie des Français : jeunes ou moins jeunes (la plus jeune couturière a dix ans, la doyenne quatre-vingt-treize !), seuls ou en famille, actifs ou au chômage, il y a aussi quelques couturiers, (dont un jeune prêtre). Chacun a pu trouver chez Over the blues la possibilité de jouer un rôle dans cet élan de solidarité.

- **Premières livraisons, fin mars 2020**

Le 29 mars, le logisticien des Augustines, qui avait déposé des draps la veille, vient chercher les premières sur-blouses. D'autres sont livrées à l'Ehpad Richaud.

L'arrivée des sur-blouses fonctionnelles, en pleine pénurie générale, fait grande impression. L'inquiétude du corps médical s'estompe devant le soutien, à la fois moral et très concret, de toute une ville face à l'épidémie de COVID 19.

Le soulagement est immense et la gratitude le sera aussi, l'opération étant renouvelée à plusieurs reprises : « *Merci Over the blues pour cette belle initiative et la réactivité avec laquelle vous avez fait face à notre appel !* ».

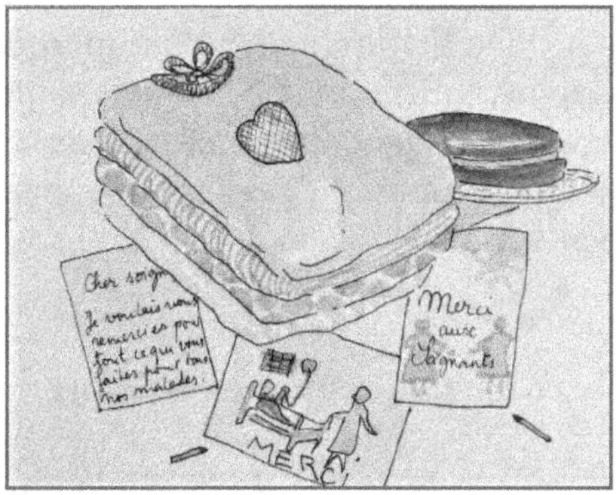

Le savoir-faire inestimable des couturières

- **Une créativité induite, puis rapidement encouragée**

Nos soignants ont le blues et nous voulons leur remonter le moral. Si le modèle des sur-blouses a été standardisé et validé médicalement, les tissus utilisés sont tous différents, de couleurs unies ou bariolées. D'abord unies blanches, roses ou bleues, les blouses ont vite pris de la couleur, d'une part, suite au manque de tissu uni, et d'autre part pour une raison pour le moins inattendue : deux sur-blouses, moins une paire de manches, peuvent être taillées dans un drap de 140 cm. La paire de manches manquante provient donc d'un autre drap. C'est ainsi que les manches de couleurs ont fait leur apparition.

Certaines couturières poussent plus loin la créativité et rivalisent d'idées, en brodant des cœurs, des fleurs, des mercis ou tout autre ornement, qui égayent leur production. Une jolie manière de remercier les soignants et de leur apporter un peu de chaleur dans leur quotidien. Certaines blouses sont même fabriquées dans des tissus enfantins et offertes dans les services pédiatriques, facilitant ainsi le contact des soignants avec leurs plus jeunes malades. On dit que le Français n'aime pas le changement et pourtant les services hospitaliers ont bien souvent témoigné que l'originalité de nos blouses a permis de créer le lien voire d'apporter un sourire aux malades, surpris et heureux de voir de la couleur dans leur chambre.

Ces blouses colorées ont aussi permis de rapprocher les soignants entre eux, gommant une hiérarchie souvent marquée dans les services hospitaliers. Médecins, infirmières, aides-soignantes étaient à la même enseigne découvrant à chaque changement de chambre une blouse différente à l'objectif commun : égayer leur quotidien et les remercier pour leur fidélité aux malades.

- **Entre chefs-d'œuvre et cadeaux**

Over the blues veut en faire encore plus. Comment donner et mettre en valeur des sur-blouses de qualité, cousues avec amour et passion et customisées par les bénévoles ? Le packaging sert à véhiculer un message…il faut l'utiliser pour mettre un peu de gaieté dans le quotidien des soignants !

Les blouses sont alors livrées emballées tels des cadeaux qui viennent fêter ces hommes et ces femmes dévoués au chevet de nos malades. Accompagnées de mots d'encouragement et de mercis de l'Association Over the blues, ces cadeaux témoignent de l'engagement des bénévoles aux côtés des soignants.

Les dessins des enfants et les poèmes des adolescents complètent ces paquets. Déjà conscients de la gravité de la situation, ils comprennent que leur maman, papa, sœur ou grand-mère est en train de coudre pour quelqu'un de spécial. Ils rivalisent d'efforts et de créativité pour dessiner des cœurs et des mercis qui finiront par égayer les couloirs des services hospitaliers ou des Ehpads.

Certains ne savent pas coudre mais rivalisent de créativité dans les paquets cadeaux. Volonté partagée d'apporter du beau au milieu des journées grises de nos soignants.

- **Concilier quantité et qualité : un processus ultra-professionnel**

Comment garder une production qualitative en fabriquant dans l'urgence ? Le message des fondatrices est clair : les soignants résistent et offrent à nos malades des soins de qualité donc en plus d'être belles, nos blouses doivent avant tout être résistantes et de qualité. État de fait non négociable et adopté par l'ensemble des bénévoles. Quelques directives claires leur sont données sur la finition des blouses, la qualité des tissus, le soin des coupes, les coutures renforcées ; tout est passé au peigne fin.

Le processus qualité, cher aux entreprises certifiées, est présent dès les premiers jours chez Over the blues. Considérant qu'on ne peut décemment équiper les soignants avec du « à peu près », les coordinateurs d'antenne procèdent à des contrôles qualité avant livraison, autant que faire se peut.

Contrôle qualité d'autant plus important que ces sur-blouses lavables ont vocation à durer dans le temps.... Elles doivent donc accompagner les soignants le plus longtemps possible. Ainsi donc, la mission « retoucheuse » se met en place dans certaines antennes : quoi de plus ingrat pour une couturière que de reprendre le défaut d'une blouse déjà cousue par une autre. Mais chez Over the blues, l'ego n'existe pas, c'est la solidarité qui prévaut.

Over the blues s'adapte. Certains soignants feront rapidement remonter un souci sur les ceintures qui s'emmêlent au lavage. Réactivité immédiate d'Aude : on ajoute quelques points sur la ceinture pour faciliter le nettoyage de la blouse. L'information est transmise aux antennes afin que l'amélioration soit nationale. L'objectif étant toujours le même : rester à l'écoute des soignants pour les aider au mieux.

- **Du jetable au lavable : une démarche RSE affichée**

La crise sanitaire que nous traversons depuis le printemps 2020 a montré de façon criante les limites de la dépendance du monde médical aux importations de sur-blouses chinoises. Une dépendance qui a fait vaciller notre système de santé.

Dans sa réponse apportée à la pénurie de vêtements de protection, Over the blues intègre spontanément la dimension éco-responsable. Il est urgent de proposer une solution à la crise, mais dans une approche durable. La meilleure façon de rendre cette solution durable est de produire des sur-blouses en tissu, lavables, confectionnées au plus près du besoin.

Pour mémoire, alors que la sur-blouse lavable est la norme jusqu'à la fin des années 60, elle disparaît peu à peu des habitudes avec l'invention de l'intissé et de la sur-blouse jetable. A une époque où l'écologie n'est pas un sujet, le puissant lobby de l'industrie des produits dérivés du pétrole propulse cette innovation comme un produit d'avenir. La blouse jetable devient alors la norme, privilégiée pour sa simplicité d'utilisation : à chaque acte, une sur-blouse. Mais ceux qui en sont les défenseurs oublient d'évoquer les montagnes de déchets médicaux et leur traitement coûteux...

La dimension éco-responsable de la sur-blouse lavable est souvent évoquée par les équipes soignantes : *»C'est un renouveau, car avant, c'était des blouses qui étaient jetables et uniformes. Nous rentrons désormais dans la préservation de la planète, la réutilisation des blouses. »*

Un autre chef de service partage le même ressenti avec son équipe : *« Le système de blanchisserie et de lavage des blouses est actuellement en train de se mettre en place dans les services. Ce que je peux vous dire, c'est que les cadres et les surveillants sont très heureux de cette démarche-là. Je pense que cela va s'inscrire dans la durée. C'est peut-être une conviction personnelle, mais ces sur-blouses sont devenues nos tenues de travail, et dans ce cadre infectieux, nous devons être en mesure de protéger ce matériel. »*

Nous avons pris conscience du changement profond que le retour au lavable implique dans les organisations, mises en place par les puissants lobbies du « tout jetable » : « *Cela implique un grand changement dans l'hôpital, avec de la formation pour transmettre les codes d'hygiène spécifiques et puis la création d'un service de lavage, qui est un circuit à part entière. »*

Certaines équipes s'aventurent pourtant à se projeter dans une logique qui va dans le sens de l'Histoire : « *Il y a non seulement le COVID, mais aussi la grippe et de nombreuses autres infections. Nous sommes dans un changement de paradigme dans les hôpitaux en ce qui concerne les mesures d'hygiène. Le port du masque, le lavage des mains itératif, la sur-blouse, tout cela est renforcé. L'importance de la demande de sur-blouses actuelles ne peut être satisfaite uniquement par des sur-blouses à usage unique dont les stocks s'épuisent. Il faut revenir à de bons principes de sur-blouses en tissu, lavables et recyclables. »*

Over the blues reste convaincue que la réintroduction du tissu lavable est possible, au moins en partie, là où une stérilisation à 100% n'est pas de rigueur. Sans doute plus facilement pour certaines professions médicales que pour d'autres... L'association défend l'idée simple de la constitution d'un stock, non périssable et sécurisant, pour éviter de reproduire une situation aussi dramatique que celle que nous avons connue.

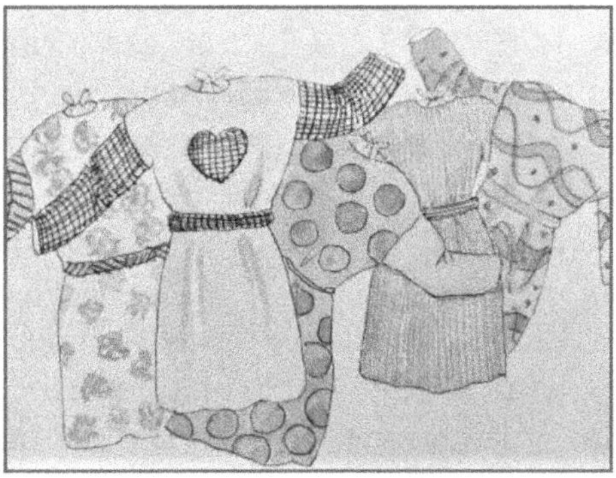

L'opération est nommée : Over the blues vient de naître

« C'est en nous amusant à parodier « sur-blouses », que l'expression « Over the blues » nous est venue, expression anglaise en hommage à la terre natale de mon mari. Quitte à faire des blouses débridées et colorées, autant avoir un nom décalé », nous raconte Aude.

Derrière ce nom, se cache un jeu de mots avec sur-blouses, mais surtout la volonté de mettre fin au blues. Tout comme le tailleur de pierre se fixe comme objectif de construire une cathédrale en taillant des pierres, les bénévoles d'Over the blues, se fixent comme objectif de remonter le moral des soignants et des bénévoles, en cousant des sur-blouses.

- **« Remonter » le blues des soignants**

Le moral des soignants en premier lieu, bien sûr, pour leur exprimer notre soutien, et d'une certaine manière, notre présence à leurs côtés. Applaudir les soignants tous les soirs à 20 heures c'est bien, les équiper en sur-blouses lavables c'est encore mieux.

Ces sur-blouses colorées égayent le quotidien des soignants, les surprennent puis les amusent. Les patients retrouvent le goût du sourire, c'est l'occasion d'un instant complice et amical avec le corps médical. Voilà sans doute la plus belle des récompenses.

" Vos blouses mettent de la couleur et de la gaieté à l'hôpital, cassent les codes, et facilitent le dialogue avec le patient. Au nom des soignants, nous vous disons M E R C I ". C'est en ces termes que témoigne un médecin de l'Assistance Publique - Hôpitaux de Paris.

- **« Remonter » le blues des bénévoles**

Le moral des Français est aussi mis à rude épreuve. Bien plus nombreux que les soignants, les bénévoles en herbe, enfermés chez eux, ne sachant que faire d'utile, dépérissent. Le confinement se prolonge. Over the blues est une aubaine. Cette opération donne un sens à cet enfermement imposé.

Ces sur-blouses deviennent le quotidien de 4000 bénévoles. Non seulement ces derniers se sentent utiles, mais pour certains contraints d'arrêter leur activité, ce rythme de travail leur impose un rythme de vie et une raison de se lever le matin. Cette activité stimule leur créativité, les incitant à concevoir et à produire des sur-blouses de qualité et à ne pas tomber dans la monotonie du travail à la chaîne. Chaque produit est unique et fait avec le cœur. Quelle fierté de livrer ces sur-blouses aux Gentils Porteurs, ou de les déposer à l'antenne locale !

C'est aussi l'occasion de ressortir sa vieille machine à coudre, de la remettre en service, de retrouver le savoir-faire enfoui dans ses souvenirs, d'apprendre à coudre aux plus jeunes, de créer des liens au sein d'un même immeuble. Over the blues crée du dialogue entre voisins, entre générations, redonne du sens à l'activité de couture complètement abandonnée, victime de la mondialisation et du travail à bas coût des pays asiatiques comme la Chine.

Bienveillance et exigence deviennent les maîtres mots des bénévoles qui passent en quelques jours d'un statut de désabusés à celui d'hyperactifs. Ils réussissent à concilier cette activité avec leur vie quotidienne qui s'en trouve bouleversée.

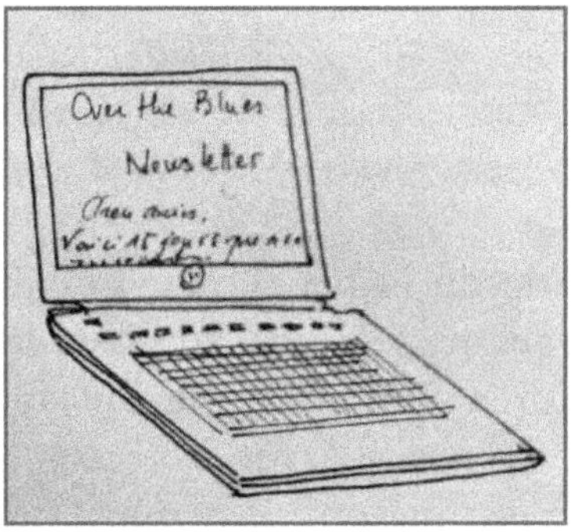

Une communication interne efficace qui fait la différence

- **La Newsletter, un aiguillon quotidien**

La réussite d'un projet repose sur une communication claire, simple et régulière. Les bulletins d'information, communément appelés Newsletters, sont indispensables à la structuration d'une équipe.

Les Newletters sont de deux types.

Il y a la Newsletter « Nationale » qui part chaque soir de Versailles. Véritable outil pour soutenir le moral des troupes. Ces Newsletters quotidiennes créent un sentiment d'appartenance et une identité collective. Elles sont rediffusées aux bénévoles par les coordinateurs d'antennes. Ils peuvent les enrichir et ainsi insister sur tel ou tel aspect qui a une importance plus significative localement.

Ces Newsletters donnent des informations pour harmoniser les méthodes et partager les bonnes pratiques d'une région à l'autre. Elles permettent aussi de suivre l'évolution des livraisons, partager des photos et valoriser les succès et stimuler les équipes en donnant de la visibilité au développement rapide de notre mouvement.

Par ailleurs, connaître les réalisations à l'échelle nationale renseigne sur l'envergure de l'opération Over the blues. Et savoir précisément pour qui chacun coud apporte une fierté qu'il est bon d'afficher pendant cette période si morose.

Les Newsletters locales, complètent l'information, sur certaines antennes plus structurées.

Avec l'aggravation de la pandémie, l'évolution du projet devient vite exponentielle pour ne pas dire stratosphérique. Dès les premiers jours, un envoi quotidien s'impose, tant sont riches les informations qui nous arrivent des bénévoles d'Over the blues. Le quotidien devient si dense que toutes les informations ne peuvent pas toujours être diffusées le jour même.

Démarré le 28 mars, les bulletins de liaison quotidien deviendront un véritable bol d'énergie partagé entre les équipes, comparable au schnaps, une prune ou un calva selon les régions. Un vrai cocktail d'informations revitalisant (avec de la pomme, mais pas que...) qui diffuse les bonnes nouvelles à contre-courant du torrent d'informations anxiogènes débitées par les médias.
Soir après soir, ces Newsletters demandent une énergie considérable pour être rédigées.

Ces lettres, permettent aussi de faire un état des lieux de l'antenne : pour quel établissement de santé les bénévoles travaillent-elles chaque jour ? Quel est le nombre de blouses commandées ? Quel est l'objectif de la semaine à venir ? Et sur quel poste y a-t-il besoin de bénévoles supplémentaires ? manque-t-il du matériel ? Autant de questions qui permettent à chacun de se fixer un objectif pour la semaine suivante et de garder ainsi un rythme de croisière soutenu nécessaire à une production efficace.

Enfin, cette communication a un objectif psychologique : réaliser à quel point, même isolées, les couturières font partie d'un réseau humain plein d'empathie et d'énergie positive. Dans certaines antennes, la moyenne d'âge des bénévoles dépasse soixante-quinze ans, impossible donc pour elles de sortir ou de voir leur famille. Ce mail hebdomadaire nous lie aux autres bénévoles et leur offre la possibilité d'ouvrir une fenêtre sur le monde de façon positive et joyeuse. Ces lettres apportent toujours de bonnes nouvelles, valorisent la qualité des travaux et montrent les soignants heureux de recevoir leurs blouses.

- **« Kit Média » : des supports de communication en self-service**

L'ensemble des informations véhiculées par les newsletters permet aussi à l'équipe « nationale » d'identifier les besoins des antennes pour y répondre dans les meilleurs délais.

Les antennes ont besoin de supports de communication pour recruter des bénévoles, faire des appels aux dons, des cartes de remerciement à joindre aux sur-blouses... Il faut soulager les équipes au maximum pour leur permettre de se concentrer sur la production.

C'est ainsi que la petite équipe Communication, au service de la communauté, propose de créer un kit média, accessible en self-service sur le site internet. Elle y met à disposition des documents utiles à la vie quotidienne des antennes : des exemples de publicités, des affichettes, des flyers, des cartes de remerciement destinées aux soignants, le logo de l'association afin de pouvoir créer ses propres supports de communication localement... Il suffit de télécharger les documents en ligne et de les imprimer. Ce kit média est enrichi régulièrement pour être au plus près du besoin. L'équipe reçoit aussi des documents réalisés spontanément par les antennes, avec de nombreuses belles idées créatives. Nous nous empressons de les partager.

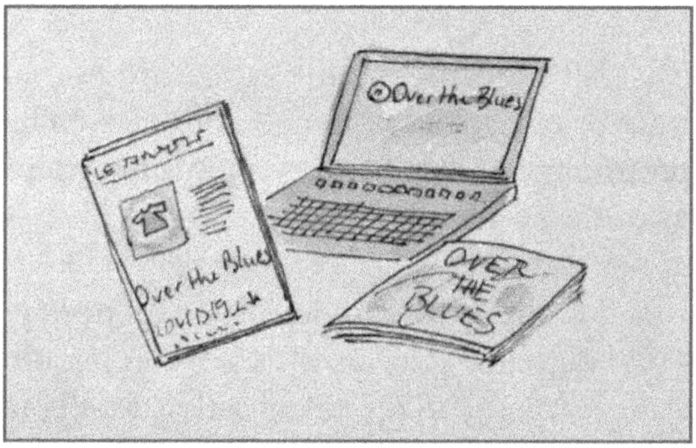

Les médias partenaires du succès

En quelques jours d'existence, le mouvement prend déjà une grande ampleur. Le besoin en blouses est immense, les demandes arrivent de partout. Une coordination de la communication est nécessaire. Florent, expert en communication temporairement émigré dans le Quercy, et France cloîtrée telle une nonne à Versailles, se portent volontaires. Ils s'engagent sans retenue, sans trop réaliser la portée de leur engagement.

Dans les jours qui suivent, le 5 avril à 16 :00, une équipe de TF1 en reportage à l'hôpital de la Porte Verte, entend parler d'Over the blues par des soignants équipés de sur-blouses. Elle débarque dans le quart d'heure et offre une tribune de choix à ce mouvement solidaire naissant. Briefing de vingt minutes avant l'arrivée des journalistes. Aude passe le soir même au JT de 20 heures. Cette première interview donne une visibilité nationale à cet élan solidaire. Dès 21 :00, les demandes des soignants affluent alors de tout le territoire, tout comme les propositions de bénévoles. Il faut trouver les moyens d'accompagner ce changement de dimension.

En attendant le développement du site Internet, plateforme qui va optimiser la gestion des flux de l'offre et de la demande, l'équipe se doit de communiquer plus vite, plus fort, pour trouver des bénévoles, de la matière première (tissus, fils et élastiques) et dupliquer ce mouvement solidaire dans un maximum de villes, au plus proche des soignants.

- **Une couverture média qui quadrille le territoire**

Nos objectifs sont multiples : faire connaître notre action auprès des soignants, alimenter ce formidable élan solidaire en bénévoles, en dons de matières premières et donner les clés pour dupliquer l'initiative versaillaise partout où c'est possible.

Les médias sont un des vecteurs les plus efficaces pour diffuser notre message à grande échelle. Alors qu'ils sont concentrés sur le nombre de morts dû au virus, l'idée est venue de capter leur attention différemment en trouvant un moyen de les intéresser.

L'équipe Communication rédige un dossier de presse en moins de 24 heures qui sera actualisé tous les jours. Ce dossier explique en quelques slides l'origine du mouvement, raconte sa courte histoire, décrit son action solidaire et donne déjà des chiffres clés qui parlent d'eux-mêmes. Disponible sur le site internet www.over-the-blues.com, il renvoie l'image d'un mouvement structuré alors qu'il n'existe que depuis quelques jours.

Il existe un décalage entre l'image médiatique et la réalité d'un mouvement inexistant quelques jours auparavant. Qu'à cela ne tienne, charge aux opérationnels de combler ce retard pour que l'image de l'association reflète la réalité. Over the blues ressemble à un cygne majestueux nageant sereinement en eaux calmes, admiré, dont nul ne voit ses pattes s'agiter à toute vitesse pour maintenir le cap.

Et l'image d'Over the blues continue de s'étendre et de rayonner grâce à l'activation énergique de nos réseaux personnels, professionnels et médiatiques, tous azimuts, pour multiplier les chances de succès. Dans un contexte très anxiogène, notre histoire est une bouffée d'oxygène, elle montre un autre volet de cette période si particulière et ouvre la porte de l'espoir. L'Histoire s'écrit sous nos yeux.

Un journaliste nous dit : *« Votre histoire a tous les ingrédients pour intéresser les médias : elle est positive, solidaire, bénévole et éco-responsable »*. Nous le vérifions sans attendre. Toutes nos demandes font mouche dans tous les médias : la presse écrite nationale, régionale, locale, la presse hebdomadaire, magazine, les sites d'information, les radios… et la télévision.

Et le cercle vertueux se met en place : Plus notre visibilité est forte, plus les médias répondent présents. Ils sont aussi largement sollicités et intéressés par l'action des antennes locales, très efficaces. De nombreuses retombées média sont partagées par les antennes et mises en ligne sur le site Internet. Notre message est ainsi relayé du Figaro à La Dépêche du Bassin (d'Arcachon), de Radio Notre Dame à France Bleue, de M6 à TV78... Over the blues obtient en peu de temps une couverture médiatique à faire pâlir n'importe quel attaché de presse.

- **Les réseaux sociaux, nos puissants porte-voix**

Par leur agilité et leur puissance, les réseaux sociaux apparaissent très rapidement comme une des réponses idéales pour diffuser l'information au plus grand nombre. Par chance, les initiateurs du projet sont déjà très actifs sur les réseaux sociaux...

Une page Facebook et une page Instagram sont créées. Utilisées plusieurs fois par jour pour poster des messages, elles permettent de fédérer la communauté Over the blues autour d'une cause solidaire commune. Annoncées dans les newsletters du soir dès leur création, ces pages réunissent très vite un immense groupe d'« amis » qui grandit un peu plus chaque jour, bien au-delà des Yvelines.

Un axe de communication est défini ! Le contenu est résolument utile et positif : des messages de demandes, des remerciements, des encouragements, des photos pour valoriser les créations des couturières, des chiffres clés qui s'envolent jour après jour et témoignent de l'ampleur de ce mouvement.

L'équipe communication, telle une fouine, est à l'affût des informations qui feront le buzz du lendemain. Un point quotidien est réalisé pour partager les informations recueillies et choisir celles qui seront diffusées : elles doivent servir la cause tout en faisant du bien. Uniquement des bonnes nouvelles, que des bonnes nouvelles, accompagnées de photos et des témoignages de soignants et de bénévoles etc...

Un groupe WhatsApp est créé, spécialement dédié au partage des photos reçues des antennes, et des personnels soignants. Nous décidons d'établir une charte graphique aux couleurs du logo, simple et facilement identifiable.

Le rythme est effréné. Florent témoigne : « *A raison de 10 à 12 heures par jour, nous ne sommes pas trop de deux pour gérer les relations avec les médias, les interviews, la préparation des directs pour les radios et télévisions et l'animation des réseaux sociaux.* »

L'équipe s'enrichit de deux jeunes nouvelles recrues aux talents multiples, Marguerite et Ibtissam, qui donnent de l'oxygène à notre petit groupe par leur fraîcheur, leurs idées nouvelles et leur créativité. La jeunesse prend en charge la création et l'animation d'une page sur LinkedIn, oriente la communication média sur l'écologie, fait évoluer la forme la Newsletter et nous challenge sur le contenu du dossier de presse.

Nous sommes aussi impressionnés par la richesse des initiatives locales en matière de communication sur les réseaux sociaux. Encore une belle démonstration de l'intelligence collective au service de notre cause solidaire !

Un site internet en 36 heures

- **Mille courriels par jour, et plus…**

Rapidement une adresse mail générique est créée - overtheblues.contact@gmail.com - permettant de recueillir tous les messages concernant le déploiement du projet. Les mails affluent, de la part de bénévoles souhaitant s'investir, qui avec leurs doigts de fées, qui avec leurs jambes pour acheminer la production, qui en fournissant des élastiques ou du tissu ; mais aussi de la part de responsables d'antennes, de médias, de structures d'accueil…

Au plus fort de l'action, plus de mille mails par jour sont à traiter. Réorienter vers l'antenne locale, mettre en relation des fournisseurs, écouter des bénévoles, inciter chacun à se donner toujours plus... L'important est de répondre au plus vite pour ne pas donner le sentiment d'une coquille vide… ce que nous ne sommes pas ! Et surtout de montrer à chacun combien sa présence à nos côtés est essentielle. Donner quelques élastiques n'est jamais superflu, offrir des draps colorés est vecteur de joie et d'espérance !

Quatre personnes se relaient douze heures par jour. Bien vite deux personnes s'attellent à répondre aux mails de la boîte générique « nationale », et deux autres se dédient à l'adresse de l'antenne de Versailles qui, étant historiquement la première créée, concentre aussi une part des demandes nationales.

Les quatre fois deux mains répondent d'une seule voix, confinées à Versailles, en Dordogne, en Poitou… Internet repousse les frontières.

L'objectif est de ne pas se laisser submerger, d'orienter au mieux les demandes, de manière efficace et précise. Aux réponses génériques, nous essayons d'ajouter une touche de chaleur, d'humanité, car de nombreux acteurs du projet ont aussi besoin de communiquer, les liens sociaux ayant parfois été coupés à cause du confinement. Les fils d'Over the blues les retissent aussi d'une certaine façon.

Derrière les mails génériques, signés la plupart du temps par Aude, c'est quatre personnes qui mettent leurs pierres à l'édifice, guettant d'un œil l'arrivée des mails tout en continuant leurs occupations, visios, télétravail, ou encore devoirs avec les enfants.

Une évidence apparaît : le changement d'échelle s'impose pour cause de succès galopant. La réussite passera par un changement de méthode et la création d'un site internet pour répondre au volume des demandes.

- **Objectifs : diffuser le patron ; identifier soignants et bénévoles**

C'est tard dans la nuit du 6 au 7 avril que nous prenons la décision de créer un site internet. Compte tenu de l'inflation des volumes à traiter, ce site paraît la seule alternative.

Cela permettrait de diffuser largement le patron des sur-blouses et de faire se rencontrer l'offre et la demande. Avant même d'évoquer ce sujet dans la prochaine newsletter, une bénévole de Verneuil sur Seine nous contacte pour nous informer que son mari, Fabrice, consultant, a du temps libre. Providence ou inconscience, le mari accepte d'être réquisitionné. En deux heures, il convainc un collègue, Simon, magicien du web, ayant déjà réalisé des sites Internet, de rejoindre l'aventure.

Nous voilà à trois, le 7 avril à 15 heures, en visio, avec pour objectif de définir le cahier des charges et le délai de réalisation d'un site Internet.

En une heure, le cahier des charges est rédigé ainsi de façon simple:

- Présenter Over the blues.
- Permettre la diffusion du patron et des coordonnées des coordinateurs d'antennes déjà créées.
- Identifier les bénévoles, leurs talents et leurs lieux de vie.
- Recenser les demandes des soignants pour les servir au mieux.

Simon conclut ainsi : *« Ce n'est pas très compliqué. Il s'agit de créer quatre pages sous Word Presse dont deux avec des formulaires. »*. Plus facile à dire qu'à faire pour les béotiens que nous sommes, mais Simon semble connaître son affaire. De façon pragmatique, et sachant qu'il faut en entreprise quelques mois entre la rédaction du cahier des charges et le produit fini, Simon nous demande le délai de réalisation souhaité.

« Voilà une heure que nous sommes en visio. A raison de quarante morts par heure, nous avons entre un et deux jours pour créer ce site. Sommes-nous capables de l'impossible ? »

La visio avec Simon a commencé le 7 avril à 15h. Une heure plus tard, Simon repart avec la date butoir du 9 avril, soit 48 heures seulement. Un peu secoué, il s'engage à faire le maximum et juste avant de nous quitter s'enquiert du titre du projet. Le projet n'a pas encore de nom. Over the blues entend-il, c'est l'un des noms lancés à la volée la veille.

Travaillant 36 heures d'affilée sans pause sur le site, longues heures de développement ponctuées de points d'étapes via « Teams » trois fois par jour, Simon présente finalement un projet quasi abouti, mis en ligne dès le 9 avril. Le site devient la plaque tournante de l'action, mise à jour en fonction de l'actualité. Il remporte un succès bien au-delà de ce qui avait été imaginé, avec plus de cinq cent mille vues uniques.

Le site Internet est en perpétuelle évolution : intégration du tuto en ligne, de la carte des antennes, du dossier de presse, du kit média, du Livre d'or accessible à tous, et récemment encore, de la vente des produits textiles et de services à domicile pour financer les activités caritatives de l'Association.

- **Temps record pour un logo**

« Reste le logo » poursuit tranquillement Simon, comme un point crucial insurmontable en si peu de temps. *« Avant ce soir 20 heures. Comment faire ? je ne sais pas ».* La visio sitôt terminée, quatre artistes sont contactés aux quatre coins de la France pour leur demander de dessiner le logo Over the blues. Ils s'interrogent sur l'image et les valeurs que doit véhiculer ce logo. Le cahier des charges du logo est simple : *« Il s'agit de sur-blouses lavables pour les soignants, faites par des bénévoles, à partir de draps recyclés. Vous avez deux heures ! ».*

Deux heures plus tard, quatre dessins de logos arrivent, comme par enchantement, et sont envoyés par email aux quelques coordinateurs d'antennes ayant déjà rejoint Over the blues, avec une réponse attendue pour l'heure qui suit. Un des quatre logos ressort majoritairement, sur lequel Aude et Odile remplacent la croix blanche centrale par une bobine de fil, ajoutent une aiguille vue sur une autre proposition de logo et retiennent une typographie qui rappelle la broderie, vue sur un troisième.

A 21 heures, le logo est envoyé à l'équipe SI (Système d'Information) pour l'intégrer dans le site Internet déjà en construction.

- **Rapprocher l'offre et la demande, une assistance par géolocalisation**

Dès les premières heures, le site www.Over-the-blues.com rencontre un très grand succès, avec un afflux de demandes des soignants, et déjà deux cents nouveaux bénévoles en 24 heures.

Les soignants s'orientent naturellement vers l'antenne Over the blues la plus proche, dans l'espoir d'avoir des sur-blouses. Certains sont même prêts à parcourir cent kilomètres ! En quelques jours, le site recense une demande de plus de 80.000 sur-blouses, demande faite par tous types de soignants. La crise est exceptionnelle, il faut savoir garder son sang-froid.

Une cellule « grands comptes » est créée, pour centraliser les demandes supérieures à cent sur-blouses, pour les hôpitaux et les Ehpads. Pierre-Hervé, général d'un calme Olympien, écoute, rassure, dédramatise, absorbe la pression...et arbitre.

La gestion des bénévoles est plus spécifique ; ils doivent être rassurés et accompagnés. Rapidement une équipe de deux puis trois personnes se met en place, pour trier quotidiennement les codes postaux et les rapprocher des antennes... mais cela devient vite dantesque et chronophage, compte tenu du volume.

On trouve un expert informatique qui développe en 48 heures, un système de géolocalisation et l'adapte aux contraintes d'Over the blues. Ce système permet de transmettre au bénévole les coordonnées de l'antenne la plus proche de chez lui, et inversement, d'informer quotidiennement l'antenne des bénévoles qui se sont inscrits dans son secteur. Il permet enfin et surtout d'identifier les bénévoles isolés à plus de dix kilomètres de toute autre antenne.

Un appel à volontaires « programmeur informatique maîtrisant Excel » est diffusé dans une newsletter pour lancer les programmes quotidiens de géolocalisation. Dès le lendemain, Marie-Josée, soixante-quinze ans, DSI à la retraite à Poitiers, propose son aide. Toute l'organisation d'Over the blues dépend donc quotidiennement des extractions de Poitiers, qui permettent de regrouper les bénévoles et d'ouvrir des antennes en province.

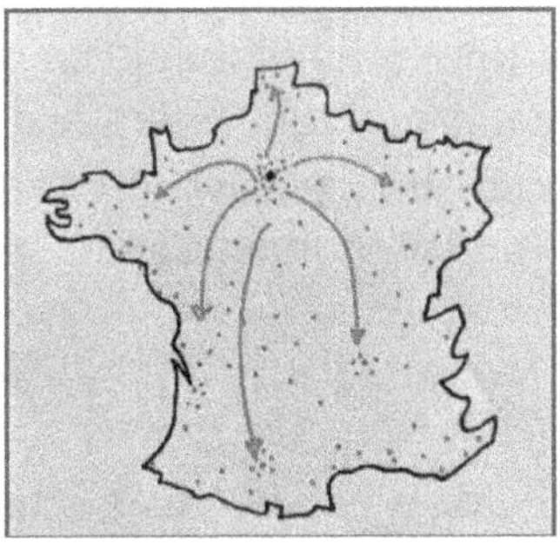

D’une structure locale à une organisation nationale

- **Deux mois plus tard, deux-cent-dix antennes créées, un record d’efficacité**

Le site Internet over-the-blues.com est un formidable accélérateur et permet au concept de se déployer très rapidement sur le plan national. Une fois la personne identifiée comme isolée, loin de toute antenne, une équipe de trois bénévoles se charge de l’appeler pour la remercier de sa démarche et lui proposer d’ouvrir une antenne Over the blues sur son secteur.

Il faut aller vite pour battre le virus et équiper nos soignants. Le rythme d’ouverture des antennes est effréné à raison de quinze à vingt antennes par jour. La carte de France recensant les antennes est mise à jour jusqu’à trois fois dans la même journée.

Après un entretien téléphonique durant lequel le bénévole futur coordinateur d’antenne est briefé sur les valeurs d’Over the blues, sur sa mission et sur le cahier des charges pour fabriquer des sur-blouses, l'antenne est créée sur la carte de France. En moins de deux mois, ce sont deux-cent-dix antennes qui sont créées partout en France. De mémoire d’homme, aucun réseau de distribution dans le monde n’a réussi un tel exploit en aussi peu de temps. Et la formule de recrutement remporte un vif succès : sur 210 villes en France, seule une coordinatrice a quitté le réseau au bout d’une semaine. Elle était venue pour faire du business… Erreur d’aiguillage.

Les bénévoles rejoignent plus facilement une antenne existante, plutôt que d'en créer une. Rapidement, ce sont souvent dix à vingt bénévoles qui rejoignent la nouvelle antenne dans les deux jours suivant son ouverture. Over the blues permet ainsi de mettre en relation des voisins qui, parfois, ne se connaissaient pas au sein d'un même immeuble.

- **Organisation structurée dans un organigramme adapté**

Une fois recrutés, les volontaires sont polyvalents et alternent les fonctions de Gentil Porteur, gestion de stock, suivi des plannings, animateur de réseau.... Là où certains mettent plusieurs années à gravir les échelons dans une même entreprise, cela se réalise en quelques jours chez Over the blues, sans aucune volonté d'ambition, juste celle d'être au service des autres pour gagner collectivement notre pari.

Et tout va très vite, trop vite. Chaque jour qui passe apporte son lot d'imprévus, et de solutions à trouver.

Rapidement sont créées les Cellules Informatique (IT) et Communication, qui se structurent de façon autonome à l'image des antennes.

La cellule de la gestion des emails ouvre douze heures par jour, animée par quatre bénévoles qui répondent simultanément aux centaines de mails reçus chaque jour. Initialement signés « Aude » dans un souci de lisibilité et de simplicité, les auteurs s'identifient finalement, Aude ne pouvant être au four et au moulin !

La cellule « grands comptes soignants » à qui revient la tâche difficile de qualifier les demandes des soignants est commandée par Pierre-Hervé. Jour et nuit, il a la mission délicate de s'engager sur des dates de livraison des sur-blouses, sans vision réelle des stocks. C'est lui aussi qui parfois doit dire « Non » quand les structures n'ont pas de solution de lavage des sur-blouses.

La cellule « dons en nature », remercie les donateurs et surtout répartit le matériel vers les antennes les plus proches qui en ont besoin.

L'ouverture et l'animation des antennes sont assurées par une équipe d'une dizaine de personnes. Cinq coordinations régionales sont mises en place pour fédérer un même territoire.

Over the blues bouscule le paysage des couturiers. La demande des soignants étant supérieure à l'offre, il est nécessaire de coordonner nos dons avec les autres associations existantes pour gagner en efficacité. Certaines rejoignent même Over the blues pour gagner en visibilité locale. Laurent s'acquitte avec dextérité de cette mission nécessitant beaucoup de diplomatie.

La cellule juridique assure l'interface avec un grand Cabinet d'avocats et suit tous les aspects juridiques de l'Association, à commencer par la rédaction et le dépôt de statuts le 25 avril 2020.

La cellule « Réserve civique » est confiée à un jeune homme de vingt ans. Eloi est chargé de coordonner les besoins des 210 antennes avec l'État. Une mission essentielle tant Over the blues est un laboratoire pour la réserve civique.

Et enfin la cellule « Relation avec les élus », la dernière-née, a pour mission de répondre aux questions des élus dont l'intérêt est croissant face au phénomène Over the blues et d'ouvrir les portes des cabinets ministériels et des mairies pour obtenir les éventuelles autorisations nécessaires.

Chaque antenne couvre un territoire aux dimensions variables, selon que l'on soit en région parisienne ou au fin fond du Cotentin. La taille de l'antenne varie également en fonction du nombre de bénévoles d'une dizaine à plusieurs centaines. Il existe une véritable entraide entre les antennes sur l'échange de matériel (draps, fil, élastique) ou de sur-blouses. La force de l'organisation réside dans l'absence de formalisme et de centralisation. L'information circule entre toutes les cellules, sans hiérarchie sur le modèle d'une collaboration harmonieuse tel un phalanstère ou un kibboutz.

Nous avons recensé 210 antennes… et avons encore récemment découvert des antennes qui ont travaillé au nom d'Over the blues (!). La liste présentée est donc non exhaustive :

Malijai (04), Briançon (05), Vence/Nice (06), Aubenas (07), Pamiers (09), Troyes (10), Aix en Provence (13), Marseille (13), Bayeux (14), Caen (14), Vire (14), Aurillac (15), Angoulême (16), Cognac (17), La Rochelle (17), Royan (17), Sancerre (18), Sainte-Féréole (19), Dijon (21), Manlay/Autun (21), Tillenay (21), Bréhand (22), Bergerac (24), Montbéliard (25), Saint-Gervais-sur-Roubion (26), Passy-sur-Eure (27), Anet (28), Chartres (28), Dreux (28), Epernon (28), Plougonvelin (29), Quimper (29), Quimperlé (29), Nîmes (30), Toulouse (31), Arcachon (33), Bordeaux (33), Lege Cap Ferret (33), Montpellier (34), Cesson-Sévigné (35), Chateaubourg-Vitré (35), Rennes (35), Tours (37), Coublevie-Voiron (38), Montbonnot Saint-Martin (38), Saint Hilaire du Rosier (38), Saint-Etienne (42), Fontannes-Brioude (43), Nantes (44), St Nazaire (44), Agen (47), Angers (49), Cholet (49), Le Lion d'Angers (49), Cherbourg/La Hague (50), Broussy Sézanne (51), Reims (51), Evron-Laval (53), Nancy (54), Auray (56), Metz (57), Montigny-lès-Metz (57), Corbigny (58), Nevers (58), Bailleul (59), Croix (59), Lomme (59), Wasquehal (59), Cuise la Motte (60), Tourly (60), Bazoches sur Hoëne (61), Clermont-Ferrand (63), Veyre-Monton (63), Arcangues (64), Pau (64), Lourdes (65), Tarbes (65), Reichstett (67), Saverne (67), Strasbourg (67), Colmar (68), Charbonnières-Tassin (69), Ecully (69), Lyon (69), Toulon sur Arroux (71), Le Mans (72), Annecy (74), Paris 5ème (75005), Paris 6ème (75006), Paris 7ème (75007), Paris 9ème (75009), Paris 10ème (75010), Paris 12ème (75012), Paris 14ème (75014), Paris 15ème (75015), Paris 16ème (75016), Paris 17ème Monceau (75017), Paris 17ème Rome (75017), Paris 19ème (75019), Paris 20ème (75020), Bois-Guillaume (76), Dieppe (76), Eu (76), Rouen (76), Yvetot (76), Melun (77), Bailly (78), Bouafle (78), Buc (78), Chevreuse (78), Croissy (78), Houdan (78), Jouy-en-Josas (78), La Celle Saint Cloud (78), Le Chesnay (78), Le Pecq (78), Louveciennes (78), Mantes (78), Marly-le-Roi (78), Maule (78), Montigny-le-Bretonneux (78), Toussus-le-Noble (78), Verneuil-sur-seine (78), Versailles-Porchefontaine (78), Versailles-Saint Louis (78), Viroflay (78), Thorigné (79), Abbeville (80), Amiens (80), Le Lavandou (83), Toulon (83), Carpentras (84), Apremont (85), La Chaize le Vicomte (85), La Tranche-sur-Mer (85), Les Herbiers (85), Les Sables d'Olonne (85), Poitiers (86), Limoges

(87), St Romain le Preux (89), Belfort (90), Dourdan (91), Vigneux (91), Viry-Chatillon (91), Antony (92), Antony (92), Asnières sur Seine (92), Bagneux (92), Bois-Colombes (92), Boulogne-Billancourt (92), Clamart (92), Clichy sur Seine (92), Colombes (92), Courbevoie (92), Issy-les-Moulineaux (92), Meudon (92), Montrouge (92), Nanterre (92), Neuilly-sur-Seine Nord-Inkermann (92), Neuilly-sur-Seine Sud-Les Sablons (92), Rueil Malmaison (92), Saint-Cloud (92), Vaucresson (92), Drancy (93), Montreuil-sous-Bois (93), Sevran (93), Alfortville (94), Arcueil (94), Fresnes (94), Ivry-sur-Seine (94), Thiais (94), Villejuif (94), Villiers-sur-Marne (94), Banthelu (95), Ermont (95), Saint-Prix (95), Bruxelles, Luxembourg.

- **Over the blues au JO!**

Mi-avril, le mouvement a atteint une telle ampleur qu'il est nécessaire de se structurer juridiquement pour avoir une meilleure visibilité et permettre de recevoir officiellement des dons. Olivier, avocat, propose d'être partenaire de cette opération inédite.

Son Cabinet propose un objet social qui résume notre quotidien « *L'Association a pour objet de répondre, dans le contexte de la crise sanitaire, liée à la pandémie du COVID-19, à la demande urgente des établissements et professionnels de santé en pénurie en sur-blouses, en fédérant et développant à l'échelle nationale un large réseau de bénévoles, à savoir des donateurs de tissus et fournitures, couturiers(ères) pour confectionner des sur-blouses, et des livreurs pour les apporter dans les meilleurs délais.* »

Les formalités juridiques, de la rédaction des statuts au dépôt aux greffes, et à la déclaration au Tribunal, sont faites en un temps record, si bien que le 25 avril 2020, l'Association est officiellement née et inscrite au Journal Officiel (JO), sous le numéro 638 de la Préfecture des Yvelines / SIRET 88398154000015. Aude en est la Présidente, Odile la Vice-Présidente. Un duo de choc.

Le nom Over the blues et le logo sont déposés à l'INPI, assurant une sérénité à l'Association.

Ce formalisme juridique est chronophage et contraignant, mais nécessaire, bien que nous soyons focalisés sur les sur-blouses des soignants. Cela permet à l'Association d'avoir une première reconnaissance de l'État pour le formidable investissement de ses bénévoles, et d'obtenir également une assurance en Responsabilité Civile (RC).

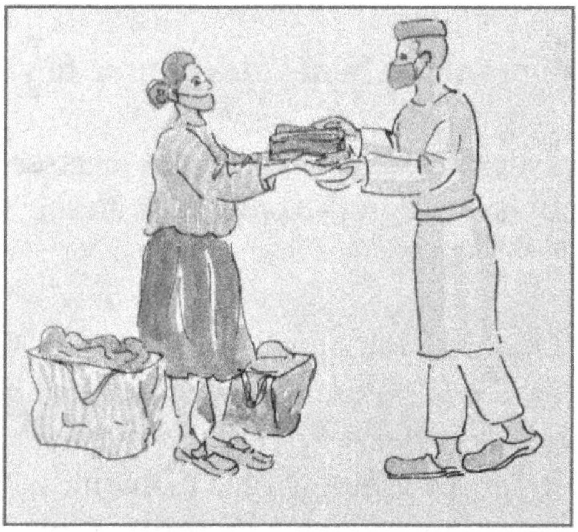

Bénévoles et soignants : unis pour un même combat

Dans les cours d'Histoire Géographie, nos collégiens apprennent pourquoi la Première Guerre mondiale est une guerre totale. En effet, pendant que les hommes étaient au front, les femmes et les enfants les remplaçaient dans les usines et les ressources étaient toutes utilisées pour les besoins de la guerre.

Si les conséquences meurtrières et la dureté de la vie en 14-18 ne peuvent être comparées au premier confinement de 2020, le mécanisme de résilience de la population française pour aider nos soignants au front, ressemble étrangement à ce que nos collégiens apprennent.

Comme en témoigne un médecin hospitalier de Paris *« La crise est majeure, les gens sont pratiquement à la rue, mais ils continuent de donner du temps et des tissus. Maintenant, on en vient à faire coudre des femmes, qui ont des enfants en bas-âge et des activités, pour aider et subvenir aux moyens de l'hôpital. C'est ubuesque ».* Un autre soignant témoigne plein de reconnaissance : *« Mais il y a eu aussi une très grande solidarité de la part des populations, en sympathie avec l'hôpital. Nous avons reçu des cafés, des micro-ondes, des repas offerts par les restaurateurs et des associations comme Over the blues sont venues aider les soignants. »*

- **Soignants et bénévoles contre le virus**

Des bénévoles de tous âges, de toutes classes sociales, de toutes fonctions et de toutes les régions sont venus au secours de nos soignants mobilisés.

Ainsi le Pr Oudard, oncologue à l'hôpital Georges Pompidou, confirme *« au début de la pandémie, beaucoup de personnels soignants ont été infectés, moi le premier, parce que nous n'étions pas équipés »*. Et il n'est pas le seul. Les témoignages affluent, inquiets du manque de matériel suffisant pour se protéger. Le professeur Richard de l'Hôpital Bicêtre explique que *« la question de la protection des cent-vingt soignants et de leur équipement s'est vite posée. L'arrivée des sur-blouses en tissu a été une aubaine pour l'hôpital »*. Guylaine Payo, cadre supérieur du pôle cardiologie médico-chirurgical au CHRU de Nancy, confirme que *« Grâce aux associations, entre autres, nous avons reçu suffisamment de matériel pour ne pas être contaminés. »*.

Les bénévoles d'Over the blues, comme ceux de bien d'autres organisations, ont donc été totalement solidaires, se mettant à la disposition de ces héros de la santé qui, sans relâche, soignaient leurs parents, enfants, cousins ou amis. Ce soutien matériel renforce le moral des services de santé. Si les soignants sont les héros de cette pandémie, les bénévoles sont alors la base arrière de cette guerre contre le COVID. Et nous savons combien sans une logistique efficace, rien ne se gagne.

Les nombreux messages de remerciements que nous avons reçus le montrent. Et le Professeur Richard du Kremlin Bicêtre le résume très bien en avril 2020 *« - Un grand merci pour cette chaîne de solidarité, et ce merci vient de la part de toute l'équipe soignante. Ce n'est pas original, mais c'est fondamental. Voyez, il y a ces histoires d'applaudissements à 20 heures, mais les soignants sont beaucoup plus sensibles aux véritables actions de solidarité. Là, il y a un investissement considérable derrière cette association. Déjà 17 000 sur-blouses livrées, c'est extraordinaire, cela va au-delà des belles paroles et c'est du concret ! »*.

- **Une touche de joie, d'humanité et de bonne humeur**

La plupart des soignants ne connaissent que la sur-blouse jetable. Dans un premier temps, certains sont même surpris de recevoir des produits en tissu. Ils nous ont finalement rapporté qu'elles étaient plus confortables que les jetables.

A Nancy, Guylaine témoigne du soutien apporté par les sur-blouses, qui est allé au-delà du sentiment de protection ou même de confort : *« Nous disons un grand merci aux couturières. La première chose que le personnel a rapportée, c'est que cela amenait de la gaieté, de la couleur dans l'hôpital où tout est monochrome. Elles sont notre touche de bonne humeur et cela a été très apprécié ! Certains soignants en avaient une qu'ils préféraient et se dépêchaient pour l'avoir quand elle était livrée ! C'était réjouissant à voir ! ».*

Un avis partagé par les équipes de l'hôpital Georges Pompidou de Paris : *« Ces sur-blouses transmettent de la joie et de l'humanité, font appel à l'imagination, à l'esprit Français et à de très bonnes pratiques de couture. C'est magnifique ce que font ces femmes. Elles ont voulu mettre de la gaieté, du cœur, et il y en a littéralement, car des cœurs sont dessinés sur chacune de ces blouses. »*

- **Opération Trousseau-Necker au service des enfants malades**

Pierre-Hervé centralise les demandes des soignants. Il reçoit un appel de détresse de plusieurs services pédiatriques des hôpitaux Trousseau et Necker pour avoir des sur-blouses dans les plus brefs délais. Encore un challenge à relever. Nous lançons l'opération « Huit cents sur-blouses pour les enfants » !

La créativité bat son plein pour « nos » enfants. Comme par magie, de tout l'Ouest parisien, les couturières rivalisent d'imagination et mettent du cœur à l'ouvrage pour relever ensemble ce défi. Les housses de couettes « Hello Kitty », « Superman », « Zorro » et « La Reine des Neiges » sont vite transformées en sur-blouses.

Rapidement, les centaines de sur-blouses sont réunies sur les antennes. Quelle ne fut pas la joie des enfants… et des infirmières en découvrant cette collection de sur-blouses uniques en son genre. Ces blouses permettent aux enfants de s'évader un instant de leur univers quotidien et de créer une relation très particulière avec les corps soignants.

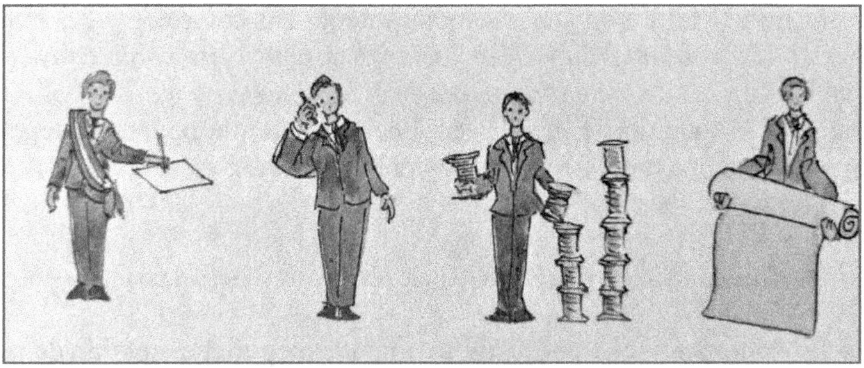

Les élus se mobilisent

- **Le Maire de Versailles, soutien de la première heure**

Dès les premières heures, il faut braver l'interdit, pour la bonne cause certes. Circuler se fait-aux risques et périls des Gentils Porteurs. Très vite, le Maire de Versailles, François de Mazières, est contacté. Le projet lui est présenté, il y adhère immédiatement séduit par son état d'esprit. Il est le soutien de la première heure pour Over the blues.

En premier lieu, il délivre des autorisations de circulation, permanentes dans Versailles ou ponctuelles pour se rendre à Paris chercher du tissu et livrer des blouses. Mieux, il lui arrive d'appeler personnellement des maires réticents à délivrer des autorisations sur les communes de Gentils Porteurs n'ayant pas de caution solide. Du 27 mars au 25 avril, Over the blues n'a aucune existence légale ; il s'agit « seulement » d'un mouvement collectif spontané pour aider les soignants. C'est sur cette base que François de Mazières s'engage en son nom pour convaincre les maires hésitants à délivrer le précieux sésame.

Pour promouvoir ce collectif, le Maire communique sur le site de la Ville de Versailles en encourageant les bénévoles à rejoindre le mouvement. Il lui arrive même de faire modifier, le dimanche, des publications inexactes sur le site de la ville. Être maire c'est être au service de ses administrés 7/7, 24/24, le Maire en fait la démonstration.

Enfin le Maire s'engage financièrement dans ce projet. « *La Ville de Versailles sera aux côtés de ses bénévoles pour cette noble cause ; Les éventuels frais de structure seront pris en charge par la Ville* ». Parole tenue, l'Association a déjà reçu une subvention pour ses dépenses opérationnelles (site Internet, frais postaux etc...).

- **Le Député des Yvelines trouve des élastiques**

Informé rapidement de ce mouvement exceptionnel en train de naître dans sa circonscription des Yvelines, Jean-Noël Barrot, jeune député fraîchement élu, prend contact avec Aude et Odile.

Aux premiers jours de l'opération, il est invité à venir constater le travail exceptionnel des bénévoles. Notre Député débarque à l'atelier et découvre un capharnaüm de draps déposés furtivement devant la vitrine par des inconnus et de blouses déjà prêtes à être livrées.

Il découvre une ruche, la suractivité des quelques bénévoles présents, pose des questions, s'informe et se hasarde sur une question finale « *Que puis-je faire pour vous ?* ». La réponse est rapide : il faudrait au plus vite des élastiques pour les manches des sur-blouses, et le prêt d'un PC portable pour remplacer le boulier qui fait office de tableur Excel dans l'atelier et afin de permettre de gérer les emails en temps réel.

Le challenge est là. La volonté de réussir aussi. Le soir même vers 23h, échange de SMS entre Jean-Noël et Aude, sur le nombre de mètres d'élastique nécessaire. *« Deux mille mètres »* lui répond Aude. Beau joueur, Jean-Noël en fera livrer trois mille mètres qui seront ensuite envoyés partout en France. Quant au boulier, il est remplacé 48h après par un PC portable basique, qui a le mérite de faire l'affaire pour la gestion quotidienne de l'Association. Voilà qui s'appelle de l'efficacité!

- **Emmaüs donne des draps, le Sénateur devient chauffeur**

Le Sénateur des Yvelines Martin Lévrier, informé via la Mairie de Versailles, s'empare du sujet dès la fin mars. Un coup de fil courtois pour s'enquérir de ce qu'il pourrait faire. *« Des draps »* hurlent alors à l'unisson les fées présentes à l'atelier *« des draps, plein de draps »*. Les couturières sont présentes mais les matières premières font défaut. Toutes les armoires sont vides.

Il y a des jours où parfois l'on regrette d'avoir appelé. Notre Sénateur ne recule devant rien. Martin Lévrier, créatif et combatif, trouve une solution. Il fonce avec sa voiture chez Emmaüs et, moyennant un sourire, négocie le stock de draps pour 1€ symbolique. Il arrive avec une voiture débordante à l'Atelier.

Les bénévoles sont effarés par les quantités. *« On tiendra un siège »* dit l'une, *« au moins 15 jours »* dit l'autre. Les couturières sont plus de deux cents à Versailles. En quatre jours, le stock de draps est réparti, coupé, cousu, transformé.

Ce coup de pouce sénatorial permet de tenir une semaine de production, le temps que d'autres draps arrivent comme par enchantement.

- **En marche… vers le 55 rue du Faubourg !**

Début d'avril 2020, face à l'évolution fulgurante de ce mouvement, les élus se pressent pour proposer leur aide. Il convient de centraliser la gestion des élus.

François-Gilles, un ami qui flirte avec la politique, est appelé pour ses talents de diplomate et pour son carnet d'adresses. *« J'ai tout de suite reconnu le pari des grandes idées, et il faut bien le dire, ressenti un certain vertige. Cette impression vient du fait que ce mouvement bientôt dénommé Over the blues n'avait que trois semaines d'existence et que la liste des questions à régler est à la fois importante et déjà parfaitement organisée à travers une structure bien huilée. Il m'a fallu comprendre l'idée, simple au départ, consistant à fournir aux soignants des « armes » faites de blouses et de masques pour livrer la bataille contre cette épidémie inconnue. Ce qui m'apparut instantanément remarquable, c'est la dimension nationale prise en si peu de temps mêlant toutes les bonnes volontés, la générosité que l'on prête aux Français ainsi que cette énergie pour faire bloc. Le vertige le voilà : comment imaginer que ce qui avait tout d'une entreprise de bonnes dames patronnesses prendrait si vite le large pour surfer sur la vague de l'urgence sanitaire en remplissant une mission essentielle ? »*

La mission confiée à François-Gilles est aussi claire que vague. Il s'agit d'un accompagnement au long cours pour assurer les relations institutionnelles d'Over the blues. Cela consiste à venir en appui aux bénévoles du réseau national rencontrant des difficultés ou des résistances pour entrer en contact avec les exécutifs des villes, départements et régions. Ainsi nous pourrons disposer des moyens nécessaires à cette opération logistique d'ampleur : approvisionnement en tissus, livraison aux ateliers bénévoles, livraison de la marchandise aux établissements de soins et gestion des autorisations administratives pour aller et venir… Sans oublier d'aller remettre en mains propres une sur-blouse à l'Elysée pour sensibiliser le plus haut sommet de l'État à l'action formidable des bénévoles.

François-Gilles témoigne : *« Après avoir constaté la rapidité et le sérieux du concept d'Over the blues qui avait déjà par deux fois fait les gros titres du JT de 20 heures, j'ai pu éprouver la solidité du réseau de bénévoles mobilisés ; les bénévoles m'appellent avec un besoin parfaitement identifié, souvent avec une idée du chemin à parcourir pour atteindre l'édile récalcitrant et souvent débordé. Il me suffit de réfléchir au meilleur moyen de l'atteindre, passer quelques coups de fil, et d'expliquer en retour le mode d'emploi. Chacune de mes correspondantes est verrouillée sur objectif, déterminée et agit avec le calme des vieilles troupes. Je ne crois avoir jamais été mal compris, et toujours rappelé par la personne requérante pour me faire un retour d'expérience et clore l'intervention. Quelle organisation centralisée, et quelle rigueur dans l'approche ! Du grand art ! »*

L'originalité de l'idée alliée à la force du collectif mobilisent une énergie impressionnante, et les élus ne s'y sont pas trompés.

Au-delà du service rendu aux soignants, cette mobilisation donne du cœur à l'ouvrage pour vivre cette période inédite qui débute alors.

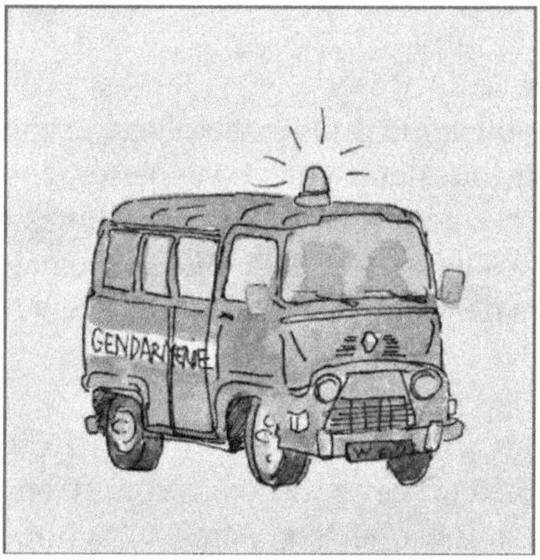

Les Réserves Civique et Opérationnelle s’engagent

- **La Réserve Civique « recrute »**

L’Est est la région de France la plus touchée par la pandémie et les besoins en sur-blouses sont inimaginables. L’antenne de Nancy fourmille d’idées pour relever le défi. Et pourquoi ne pas faire appel à la réserve civique qui fait parler d’elle dans les médias ?

Dispositif créé en 2017 par la loi égalité et citoyenneté, cette réserve a été conçue pour renforcer la cohésion nationale et permettre à la Nation de faire face aux crises. C'est un dispositif d'engagement ouvert à tous les citoyens Français qui résident en France, sans limite d'âge, et qui souhaitent s’engager comme bénévoles pour des missions occasionnelles d'intérêt général. Il s'appuie sur deux piliers : une équipe présente dans toutes les préfectures et une plateforme numérique qui assure la mise en relation entre des structures associatives ou publiques et des citoyens qui proposent d'apporter leur aide.

Plus de trois mille associations, collectivités et services publics ont exprimé leurs besoins en renfort. Parmi ces associations, Over the blues qui, dans son action au profit des soignants, connaît une expansion très rapide et doit faire face à un besoin de couturières supplémentaires et également de personnes capables de procéder à la découpe de patrons.

L'encadrement de la Réserve Civique est séduit par le concept, la réactivité, et l'organisation d'Over the blues, et souhaite prolonger cette initiative, sur un ou deux autres départements.... Sans imaginer l'inconcevable. Chaque semaine, Over the blues ouvre entre quarante et soixante antennes en France et se hisse en catégorie « Nationale », à l'image de l'Ordre de Malte, Les Restos du Cœur, La Croix Rouge... du jamais vu !

Or, les systèmes d'information (SI) de la Réserve Civique ne sont pas configurés face à cette organisation. Comprendre en langage étatique, qu'il va falloir plusieurs semaines voire plusieurs mois, pour obtenir les signatures accréditant Over the blues comme un nouvel acteur national relève de l'inconcevable. Faute de quoi, il faudra saisir chaque demande par département voire par commune. A raison de deux à trois départements par jour, la saisie des demandes devient vite chronophage...Pendant que les chiffres morbides, quotidiens, sont égrenés chaque soir au JT de 20 heures...

Un nouveau miracle s'accomplit : en 48 heures, les accréditations sont obtenues permettant à Over the blues d'entrer par la petite porte dans la cour des grands. Ainsi la première reconnaissance nationale par un organisme étatique est obtenue. A cela s'ajoute une autre avancée : la réserve civique crée un pôle de tâches spécifiques aux besoins d'Over the blues « Fabrication et distribution d'équipements de protection » qui servira, bien sûr, à d'autres associations.

Rapidement, la coopération entre Over the blues et la Réserve Civique bat son plein. Ce renfort est une réelle bouffée d'air pour les équipes, déjà rudement éprouvées par des semaines de travail non-stop. Ces « nouveaux » redonnent à tous une impulsion pour s'engager encore davantage aux côtés de nos soignants.

Bertrand Delmas-Marsalet, coordinateur de la Réserve Civique, témoigne : *« Une demi-douzaine de personnes a été mobilisée par la Réserve civique dans l'équipe nationale pour accompagner les antennes d'Over the blues individuellement. Pour chaque antenne, nous avons passé environ une demi-heure à noter les besoins spécifiques.*

Nous avons posté une soixantaine d'annonces, reçu plus de deux cent cinquante candidatures en une semaine.

Over the blues représente un grand réseau national, investi sur une mission d'intérêt général qui illustre comment la société civile et les services publics peuvent collaborer de façon intelligente. Nous abaissons les barrières entre ce qui relève de la Fonction Publique et ce que peuvent apporter la société civile et les associations dans une forme d'intelligence collective. »

La Réserve Civique est un soutien important dans l'accélération de la production artisanale de l'association. Chaque jour des bénévoles se manifestent et permettent ainsi de réaliser des objectifs de production au-delà de l'imaginable. Cette expérience fait date en matière d'intelligence collective qui gagne ici ses lettres de noblesse devant non plus un vœu théorique mais bel et bien une réalisation vertueuse.

- **La Réserve Opérationnelle de la Gendarmerie patrouille pour les blouses.**

La Réserve Opérationnelle de la gendarmerie est composée d'hommes et de femmes, étudiants ou actifs de 18 à 60 ans. Civils au quotidien, les réservistes sont militaires à part entière quand ils renforcent sur le terrain les unités d'active dans leurs missions de renseignement, de sécurité routière, de surveillance générale et de lutte contre la délinquance.

La crise du COVID a redistribué les cartes. Au niveau national, la gendarmerie souhaite s'engager encore plus auprès de la population, en particulier auprès des personnes les plus exposées, et notamment auprès des soignants.

Écoutons le Lieutenant-Colonel GROT : « *Nous aussi étions exposés parce que notre service continuait de fonctionner, pour les contrôles et la prévention. Mais nous voulions surtout apporter un soutien au monde soignant. Le citoyen nous voit souvent au bord de la route, dans l'aspect sanction, moins bien dans l'aspect prévention et encore moins l'aide à la population, qui est une valeur essentielle de ce grand service public qu'est la Gendarmerie. Cette crise a mis en lumière une grande partie de notre métier.* »

L'opération Over the blues va être l'occasion d'intervenir, et la Providence fait bien les choses. Xavier et Nathalie ont des accointances avec les gendarmes. Ils identifient tout de suite l'avantage mutuel d'impliquer la gendarmerie comme « Gentils Porteurs » pour circuler au-delà du kilomètre autorisé. La hiérarchie doit évidemment donner son aval. Un projet est présenté par Over the blues, association naissante. Il s'agit de livrer en 48 heures, huit cents sur-blouses fabriquées par les bénévoles de l'Ouest Parisien, aux hôpitaux de Nancy et de Metz, région durement impactée par la pandémie. Au retour, il faut aussi récupérer dans les Vosges, trois tonnes de tissus, offerts par la société des Tissus Gisèle.

L'opération « Un taxi pour Nancy » est alors montée en 48 heures. La première étape est prise en charge par les gendarmes des Vosges qui récupèrent les draps à La Bresse, les livrent à Epinal puis les convoient jusqu'à Nancy. Des réservistes du GGD54 et du GGD78 assurent les transferts routiers des sur-blouses et des draps et procèdent à l'échange sur une aire autoroutière de Reims, déserte. Les blouses sont ainsi livrées aux personnels soignants en un temps record aux CHU de Metz et de Nancy par les gendarmes en personne.

Cette opération demande du temps aux officiers en charge de l'organisation des différents groupements et de la disponibilité aux gendarmes responsables des transferts. De quoi confirmer, s'il était nécessaire, l'affirmation du Commandant de Groupement des Yvelines « la Gendarmerie sera aux côtés des soignants et d'Over the blues ».

Fort de ce succès, la Gendarmerie continue d'assurer le transport des sur-blouses à travers le pays, dans le Nord, en Occitanie, dans la Grand-Est et en Ile-de-France, notamment à Paris au Service de Santé des Invalides et aux Hôpitaux Necker (15ème) et Broca (13ème).

Cet engagement exceptionnel de la Gendarmerie est résumé ainsi par le LCL GROT : *« En fait, la crise est inédite, et nos rôles sont inédits, même s'il y a toujours cet esprit de grand service public. Au-delà du rôle préventif, la Gendarmerie Nationale est au service de la Nation et surtout de ces personnes en première ligne. Tout au long de l'année, ils nous soignent, quand nos personnels sont blessés ou quand nous faisons passer des examens. Alors là, nous leur rendons service en leur envoyant du matériel. »*

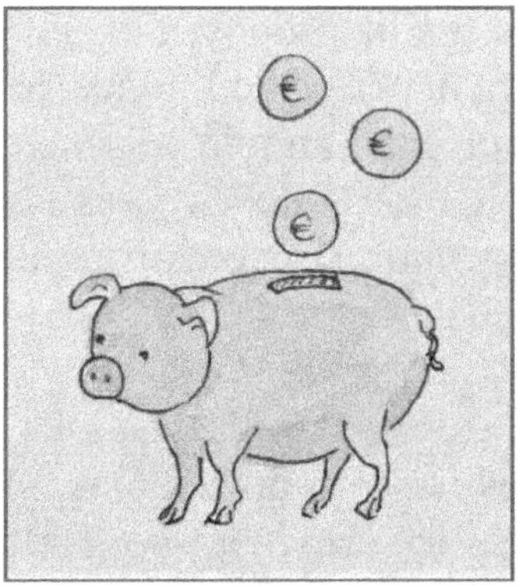

L'indispensable soutien des mécènes

- **Mécénat de fournitures : tissus et élastiques en première ligne**

Les tissus sont, pour la grande majorité, des draps ou des nappes, offerts par des anonymes qui, à leur façon, prennent part à la cohésion nationale. Certains professionnels du secteur apportent aussi leur contribution.

Les ateliers FIM de Fougères s'engagent à nos côtés. Travaillant pour les plus grandes maisons de couture française, l'entreprise offre du tissu de très belle qualité. Elle le pré-découpe en kits avant de les envoyer vers des antennes pour qu'ils soient cousus par des couturières bénévoles. Un don précieux qui, en plus, fait économiser le temps de la coupe de tissu. Les couturières parlent encore de ces tissus merveilleux qu'elles ont cousus avec plaisir et qui les ont changées des draps.

Aude qui connaît ses fournisseurs du Sentier dans le 2ème à Paris, leur lance un appel et ils répondent présents. Ils ouvrent discrètement. Aude et Odile s'engouffrent dans l'arrière-boutique et se voient offrir des dizaines de rouleaux de tissus, chargés tant bien que mal dans la voiture,

Inès est étudiante et trésorière du BDE de son école. Comme beaucoup d'autres jeunes, elle a donné de nombreux coups de main à Over the blues entre ses cours en visio. Fin avril les stocks de draps s'épuisent et elle apprend que quelques fournisseurs du sentier entrouvrent leur porte… Elle propose aux autres membres de son BDE d'utiliser une partie du bénéfice de l'année, argent initialement destiné à l'organisation de leur gala, annulé comme toutes les festivités, pour acheter des rouleaux de tissu. Elle les choisit bariolés et plein de vie, ils feront le bonheur des couturières créatives, des unités pédiatriques … et d'un Ehpad d'anciens artistes.

La Maison Sajou trouve dans ses stocks du Bon Marché - Paris 7ème, de magnifiques tissus représentants Marie-Antoinette et Louis XIV. Les bénévoles se les arrachent pour y faire des sur-blouses très originales. Les soignants en raffolent.

Parmi tant d'autres donateurs, le président d'une grande marque de prêt-à-porter féminin contacte Over the blues dont il a entendu parler dans les médias. Avec la plus grande simplicité, il appelle pour offrir deux mille mètres d'un magnifique coton… Un don généreux qu'il accompagne de chaleureux remerciements pour lui permettre de contribuer à l'effort général. Il installe même des affichettes dans toutes les boutiques de son réseau pour promouvoir l'action de l'association !

De fil en aiguille … Bertrand est responsable achats dans un grand groupe de BTP. Dès le début de l'aventure, il répond à l'appel urgent et crucial de recherche d'élastique et d'aiguilles de machines à coudre. Il ne connaît rien au monde du textile… Et passe sans transition de l'achat de grues géantes et imposantes à celui de délicates et minuscules aiguilles. Pour cela il étudie le tuto, le patron, se renseigne sur la taille des machines, pose des questions sur l'épaisseur des tissus…. Pour un résultat efficace : il est le premier, avec le maire de Versailles, à parvenir à nous fournir des rouleaux d'élastique qu'il a fait venir d'Italie ! Joie et soulagement immenses à leur arrivée !! Il défendra même si bien la cause d'Over the blues que l'entreprise de fils et aiguilles qu'il parvient à contacter nous offrira des centaines de bobines et d'aiguilles parfaitement adaptées aux machines.

- **Mécénat de compétences : du temps pour la logistique**

Toutes les formes d'aide sont les bienvenues pour la réussite de cette incroyable aventure !

Au-delà de la formidable énergie d'une armée de bénévoles, des entreprises ou organisations apportent leur soutien et accompagnent l'opération sur-blouses en mettant leurs compétences au service de notre cause.

Pour mémoire, le mécénat de compétences est une formule de plus en plus pratiquée par des entreprises et des salariés qui souhaitent s'engager dans des projets porteurs de sens. Il séduit les entreprises par sa dimension solidaire et les salariés qui y trouvent une complémentarité entre monde du travail et engagement associatif. Concrètement, les entreprises proposent des missions à leurs salariés désireux de consacrer une part de leur temps de travail à des causes d'intérêt général tout en conservant leur salaire.

A chacun de nos appels à l'aide, les entreprises contactées répondent par l'affirmative, très sensibles à la cause et à l'action des 4000 bénévoles sur le terrain :

- Un cabinet d'avocats prend à sa charge tous les aspects juridiques de l'Association : les statuts de l'Association, la protection de la marque, du logo et du patron Over the blues.

- Un cabinet de conseil en transformation des entreprises, apporte son savoir-faire pour la création et la mise à jour du site internet. Ce cabinet a aussi effectué pour nous une solide étude de marché sur les sur-blouses lavables, démontrant l'utilité de ces dernières en période post-crise.

- Des Mutuelles offrent une responsabilité civile à l'Association et à ses dirigeants, pour leur permettre d'agir sereinement.

- La Gendarmerie Nationale facilite les transports des sur-blouses confectionnées par les bénévoles, aux quatre coins de France alors que les déplacements sont très limités.

Ces entreprises partenaires jouent un vrai rôle de facilitateur et d'accélérateur. C'est la combinaison de toutes ces compétences offertes pour un même combat qui a contribué au succès d'Over the blues. Certaines ont même poursuivi leur accompagnement au-delà de la crise du printemps 2020.

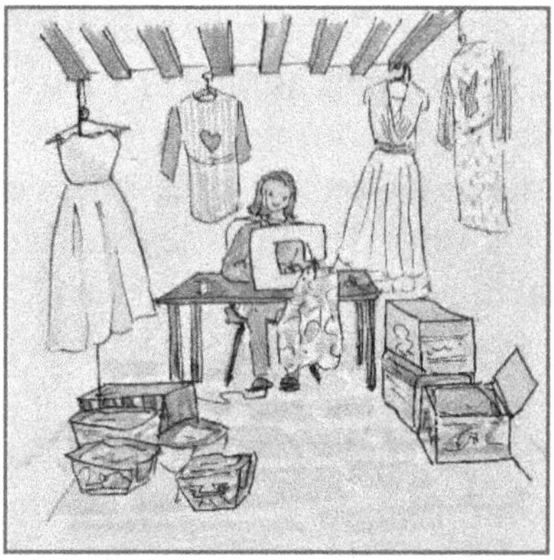

Le Tour de France : Versailles fait tache d'huile

- **Le tour de France au départ de Versailles**

Fin avril, en plein boom, les machines à coudre sont en surchauffe partout, dans toutes les régions. Des visites de terrain s'imposent et un tour de France est organisé pour se connaître, rendre hommage aux bénévoles, et harmoniser nos méthodes de travail.

Je bats furtivement le pavé versaillais, et j'arrive, en face de la Cathédrale Saint-Louis, à l'atelier de robes de mariées, berceau de l'initiative Over the blues. Les robes ont été emballées pour laisser place à des piles de draps et des cartons de blouses prêtes à être livrées. Ce sont désormais plus de trois cents bénévoles qui se relaient jour et nuit. Rapidement, l'atelier se révèle trop petit et est transféré en face, dans une salle paroissiale, très vite surnommée « la ruche » ou « la centrale de Versailles ».

Isabelle, Magali et Catherine coordonnent les différentes antennes. Elles se donnent sans compter, six jours sur sept, et animent les équipes avec un sourire communicatif. Plus de deux cents (!) sur-blouses sont déposées quotidiennement.

De Pâques à fin mai, ces ruches bourdonnent intensément. Elles organisent la collecte de draps et la collecte des sur-blouses. Les sacs de tissus s'amoncellent illico. Les gens donnent, vident leurs placards, des draps, parfois neufs, parfois anciens, des nappes colorées, du jacquard français, une robe de mariée même : les fonds de placard ne sont pas toujours ce que l'on imagine ! Il y a des merveilles.

Le vicaire s'ennuie et passe ses après-midis à la ruche. Il se forme à la couture, reprend les imperfections des sur-blouses. Il recevra même en cadeau, une machine à coudre pour ses 30 ans. Cette ruche se démultiplie avec d'autres antennes dans d'autres quartiers.

Les Ehpads de la région et les hôpitaux parisiens Necker, Beaujon, Kremlin-Bicêtre et Pompidou, absorbent des quantités astronomiques de sur-blouses, cousues chacune avec un amour et un dévouement qui forcent l'admiration. Les couturières rivalisent d'imagination, un Whatsapp où l'on partage les photos des dernières réalisations voit le jour : c'est beau, c'est parfois drôle, l'enthousiasme déborde, la créativité explose. C'est incroyable.

La famille de Régine, figure presque historique du quartier de Porchefontaine, coud à elle seule plus de cent sur-blouses ! La générosité et le dynamisme sont dans l'ADN de cette ville.

« Emportées par cet enthousiasme, nous écrivons une chanson et Bernard, un ami violoncelliste à l'orchestre national d'Ile de France, doté d'une superbe voix de basse, l'interprète : le « j'aime les filles » de Dutronc devient « j'aime les blouses »... C'est irrésistible. Le film qui l'accompagne, réalisé par Stéphane, fait défiler les photos des créations, des gâteaux, des mots doux et petits poèmes accompagnant les livraisons, et au final les équipes des grands hôpitaux parisiens parées de ces sur-blouses de la solidarité. L'enthousiasme grimpe encore. »

On continue à coudre : pour les hôpitaux, pour l'hôpital de Dinard, pour un Ehpad de Courbevoie. Les soignants viennent récupérer les sur-blouses, émus aux larmes. Que c'est dur pour le personnel soignant ! *« Nous sommes touchés, et nous reprenons la couture, encore plus motivés malgré l'ampleur de la tâche. »*

Les Professeurs Oudard, chef de service à Pompidou, et Richard, chef de service au Kremlin Bicêtre, reçoivent chacun quatre cents sur-blouses pour leurs services.

Karine, photojournaliste, immortalise l'aventure depuis le début. La photo de groupe des soignants de réa pédiatrique est euphorique : les soignants hallucinent, rient, s'émerveillent à voix haute, s'interpellent, se montrent les blouses lapin, cœur, à motifs de fleurs ou d'oiseaux : c'est vrai qu'elles sont belles !

Au final, plus de quatre mille sur-blouses ont été cousues, des dizaines de gâteaux et de mots doux pour accompagner les livraisons et encourager le personnel soignant, cinq grands hôpitaux parisiens livrés, plusieurs Ehpad, des amitiés renforcées, une expérience humaine exceptionnelle, et une aventure inoubliable : *« Cette aventure a donné du sens à notre confinement ».*

- **Le Chesnay, à l'ombre de Saint Antoine**

Saint Antoine n'en revient pas. Avec un regard bienveillant, il semble encourager les bénévoles à réaliser le miracle des sur-blouses pour les soignants. Sur les pentes du plateau du même nom, la maison d'Odile est devenue le centre névralgique et logistique d'Over the blues. Là aussi ce sont des milliers de sur-blouses qui ont été cousues et offertes par la belle équipe de la première heure.

En temps normal, à cette heure, je devrais être en train de siroter l'apéro, Odile me reçoit avec Isabelle, mais la « Mademoiselle Versailles », bière blonde finement houblonnée, s'est transformée en un cocktail de jus de fruits « maison », plus tonique paraît-il, pour doper les troupes ; nostalgie et tradition d'années de vie à l'étranger.

Gestes barrières obligent, c'est devant la porte que se font les collectes de matériel de couture, de kits, ainsi que la dépose des draps. Bien souvent les sacs de dons de draps arrivent alors que la dernière pièce de tissu vient d'être distribuée à une couturière …

« C'est grâce à un vaste réseau d'entraide local, initié et généreusement animé depuis des années par Nathalie, qu'une

charmante voisine anglaise nous a rejoints et a lancé une antenne très prolifique de confection de masques dont les attaches élastiques étaient judicieusement faites grâce à des collants, qu'une Chesnaysienne aussi sympathique que dynamique a organisé de magnifiques collectes de draps, que d'innombrables bobines de fil et aiguilles de machine à coudre sont déposées chaque jour dans la boîte à lettres ... aussitôt récupérées par les bénévoles dont les stocks s'épuisent sans aucun espoir d'en trouver à acheter. »

Une bénévole témoigne *: « Ici comme ailleurs, en ce mois de mars 2020, c'est la stupeur ! et l'envie d'en découdre (sic) nous prend devant la pandémie qui éclate et se répand. Le besoin d'être à l'action devant ce qui nous arrive, se fait impérieux et presque physique.*

L'appel à confectionner des sur-blouses m'interpelle immédiatement, ma machine à coudre somnole dans la cave, des stocks de tissus attendent qu'on les sorte... Le patron des blouses est fourni, je peux donc passer à l'action.

Tout le quartier est mobilisé, tendu vers un objectif commun. Ambiance très particulière et chaude à mon cœur. »

A son tour, Sophie lance avec humour : « *Quelle n'a pas été notre surprise de voir notre fils de 24 ans se mettre à la couture et faire ces blouses de A à Z tout seul. Il s'est pris au jeu, passant d'un footing autour du pâté de maison à la machine à coudre sans autre forme de procès et le voilà à présent qui confectionne les cadeaux de naissance de ses neveux et nièces ! Même un petit manteau entièrement doublé ! Un talent et un centre d'intérêt révélés par cette aventure et qui n'auraient probablement jamais vu le jour sans le COVID et les sur-blouses ! Merci à tous les organisateurs, ce sont des souvenirs inoubliables et de grandes parties familiales, et de rigolades aussi ! »*

Une voisine ajoute *: « Mon implication dans Over the blues revêt pour moi une saveur particulière : ma fille Clotilde, étudiante en troisième année de médecine est volontaire dans une clinique gériatrique au Chesnay. 20 ans c'est bien jeune pour vivre une telle pandémie. Elle vit de très près les drames et souffrances des malades. Elle peut leur apporter un peu d'humanité au soir de leur vie. Et surtout, Clotilde porte nos sur-blouses ! Tout son service en reçoit et* *les utilise. Grande joie pour moi de voir que la mobilisation de chacune d'entre nous finit bien dans les services auprès des malades ! «*

Bravo à tous pour votre immense générosité et pour votre solidarité au cœur de cette traversée du désert. Souvenir magnifique de ces moments partagés et de la richesse de nos échanges ...

- **La Celle Saint Cloud ne compte pas pour des clous**

Quittant l'ébullition du Chesnay, je file par le bois de Fausses-Reposes à la Celle Saint Cloud où m'attendent Brigitte, Monique et Marie-Laure. Elles m'exhibent fièrement leurs premières sur-blouses, et Monique de me dire :

« J'avais, depuis le départ des enfants, remplacé les draps par des housses de couettes. Et les draps sont devenus des sur-blouses. J'envoie une photo aux enfants pour leur montrer où sont passés leurs draps. J'avais pu récupérer les stocks de cordons de l'ancienne mercerie de la Celle Saint Cloud. Il y en avait de grandes quantités et de toutes les couleurs : les sur-blouses sont vraiment très chics. Et depuis, je suis restée en relation avec la propriétaire de l'ancienne mercerie qui vit seule. »

Le concept Over the blues s'est propagé en France, plus vite que les vaccins..., c'est bien grâce aux nombreuses actions comme celle de Monique, infirmière : *« Elle utilisait des blouses jetables, peu écologiques, faute de mieux. Vantant les mérites du lavable, je lui ai envoyé quinze blouses. Un an plus tard, elle les utilise toujours !*

Appartenir à cette formidable chaîne de bénévoles nous a donné un but, l'impression de faire une œuvre utile et de rencontrer d'autres personnes qui avaient toutes le désir de servir. »

Quelques instants après, je reprends ma voiture pour Garches sur une route nationale déserte. Et je repense avec bonheur à cet accueil, si simple et si chaleureux. Over the blues est entre de bonnes mains.

- **Garches, à deux pas de l'hôpital**

A deux pas de l'hôpital de Garches, Florence m'attend impatiente de me rencontrer. Quelques mots de courtoisie, et dès le premier regard, je ressens un engouement extraordinaire :

« Lorsque Marc me contacte pour me proposer d'intégrer l'équipe des voisins solidaires, il me glisse aussi une demande pour l'aider à accompagner un groupe de couture pour équiper les hôpitaux, sans trop savoir ce qui se trame.

Sensible à cette cause et impuissante pour une action plus large, je cherche à me rendre utile pour les plus vulnérables. Héritage familial et mobilisation par la cause du plus fragile.

Je contacte Aude, le mouvement ne s'appelle pas encore Over the blues, pour connaître le niveau de difficulté de la confection en me disant que, fille de couturière, je devrais bien y arriver si la vieille machine récupérée de maman veut bien fonctionner.

Le matin du 5 avril en me levant, je découvre à la fois un message d'urgence de mon amie Karelle, médecin à l'hôpital de Garches, et un autre message d'urgence sur le WhatsApp du groupe des masques, pour des sur-blouses à réaliser pour l'hôpital Raymond Poincaré. Je fais le lien entre les couturières de ce groupe WhatsApp et les copines de la danse qui cherchent le meilleur patron de sur-blouses à confectionner.

Tout se déroule naturellement et, logiquement, je suis embarquée... Pourquoi suis-je nommée responsable d'antenne ? Je ne sais toujours pas.

Ce qui me paraît évident, malgré les moments de doutes au fil de ces semaines, c'est que je ne ferais rien toute seule. Fervente supportrice du travail en équipe et de l'intelligence collective, je sais que seul un groupe de coordination rend possible cette tâche. »

Garches est une antenne très active avec quatre coordinateurs Isabelle, Edwige, Nathalie et Marc. Tous au service d'une même cause, ils font beaucoup plus que ce qu'ils pensaient pouvoir réaliser. Les obstacles peuvent être franchis. Il suffit de se lancer, de faire confiance, le reste se fera. Cela n'a pas manqué.

- **Rueil - Suresnes, effervescence autour du mont Valérien**

Au pied du Mont Valérien, 1500 gamins d'outre-Atlantique reposent dans le petit cimetière Américain qui nous rappelle qu'ils ont donné leur vie, très jeunes pour nous, lors de la première guerre Mondiale. Une vraie guerre celle-là et qui, sans en ôter le mérite des bénévoles d'Over the blues, relativise quelque peu les propos de notre engagement associatif et ceux de notre Président.

Mathilde m'attend avec le sourire.

Il y a là une foule de bénévoles et le garage est rempli de cartons, de draps et de blouses.

Elle me présente son mari qui passe en coup de vent en tenue de cycliste, elle l'a réquisitionné comme « Gentil Porteur » : Il apporte des draps et repart avec des sur-blouses. Le va et vient ne cessera pas, le garage de Mathilde étant devenu un véritable centre logistique.

Mathilde entame le dialogue en triant les cartons : *« La mécanique mise en place par Over the blues depuis quelques jours, est d'une simplicité et d'une efficacité admirables, et mon premier réflexe est d'abord de leur proposer de collecter du matériel supplémentaire au sein de ma ville de Rueil-Malmaison. Leur réponse est directe : les besoins sont tels dans les hôpitaux que ce sont des antennes supplémentaires qu'il faut monter au plus près des soignants. En 24 heures, cinq antennes viennent de se lancer dans l'Ouest Parisien et le temps presse !*

Ne sachant coudre, j'offre mes compétences en management de projet. Le 5 avril, je lance un appel sur deux groupes Facebook. Mon appel est aussitôt relayé par les chaînes de mails Scoutes de Rueil-Malmaison et de Suresnes, par les Paroisses, par les Conseils de Village puis par les listes de parents d'élèves des Lycées Daniélou et

Passy-Buzenval. Succès immédiat. En huit semaines, soixante-dix couturières s'engagent pour nos soignants.

Magnifique énergie collective qui monte de nos quartiers ! Les couturières bénévoles représentent toute la diversité de notre ville : collégienne, avocate, retraitée, professeur, directrice financière... Inès et Éloïse, nos deux benjamines, ont 13 ans, Huguette notre doyenne 93 ans ! Et plusieurs générations d'une même famille s'y mettent parfois en même temps !

Nous collaborons avec les autres réseaux bénévoles actifs sur la ville, pour nous accorder et répartir sur les différents hôpitaux, nos productions en flux tendu.

Les sur-blouses arrivent tout au long de la journée, parfaitement pliées et repassées, avec des finitions soignées et une volonté manifeste d'en faire un joli vêtement pour celui ou celle qui la portera, avec des couleurs harmonieusement combinées. Souvent un cœur est appliqué ou un MERCI brodé. Et parce que ces blouses sont un cadeau, elles sont apportées dans un joli sac, avec une carte personnalisée d'encouragements pour nos soignants, voire des petits sachets de douceurs. Certaines couturières se révèlent des championnes : Claire aura cousu pas moins de cent blouses à elle toute seule !

Les soignants, les larmes aux yeux, sont très touchés par la mobilisation de ces bénévoles, recevant les sur-blouses à l'entrée des Ehpad et hôpitaux. Nous recevons de très beaux messages de remerciements de leur part.

Fin avril, l'hôpital Foch de Suresnes, si cher au cœur des Suresnois et des Rueillois, fait non seulement face aux ruptures de matériel dans tous les services, et prépare déjà un Plan Blanc pour la seconde vague attendue en octobre. Nous lançons alors un Challenge Foch sur notre WhatsApp pour récolter 100 blouses en une semaine : galvanisée, l'équipe en produira 400 en tout ! !

Bilan de cette incroyable aventure, qui aura mobilisé toutes les générations et les quartiers : 1200 blouses fabriquées pour 20 Établissements de Santé de Rueil et ses environs, auxquels s'ajoutent le Samu Social de Paris et les livraisons dans le Grand Est.

Je souhaite remercier de tout cœur tous les bénévoles de l'antenne qui ont permis cette réussite. Tous et toutes ensemble, nous avons vécu un confinement très humain et constructif, et avons pu démontrer notre solidarité pour nos fantastiques soignants. »

La mobilisation des bénévoles autour du Mont-Valérien est d'un rare dynamisme. Les soignants sont impressionnés et très nombreux à remercier.

- **Marly-le-Roi, à la vitesse de chevaux au galop**

Retour au bercail, via Marly le Roi, célèbre pour son parc et ses chevaux. Je passe devant les conduites et les machineries moins connues, qui remontent l'eau de la Seine sur les hauteurs de Versailles pour alimenter les Grandes Eaux de la demeure de Louis XIV.

Laëtitia m'ouvre sa porte, avec un large sourire, comme toujours. Son planning habituellement surchargé est vide pour cause de confinement. Ses activités professionnelles sont en berne et lui font retrouver depuis quelques jours la notion de temps libre. Over the blues va être l'occasion inattendue de cesser de ronger son frein.

« Je prends connaissance de l'appel posté sur Facebook. J'appelle pour avoir des précisions. Les explications sont claires, le décor de l'urgence planté, des besoins concrets. Je me décide tout de suite. J'envoie alors un mail à un groupe de mamans couturières avec qui je prépare la fête de l'école de mes enfants, en leur présentant le projet. Ce sont dix mamans qui répondent à mon appel.

Une fois le patron de l'Association récupéré, les plus douées le dupliquent pour les autres et nous démarrons avec les draps que nous donnons. Ni une ni deux, je m'attelle à ma première blouse, forte du conseil d'Aude qui m'avait prévenu qu'il fallait compter une heure et demie pour en faire une ! Ayant mis de côté mes aiguilles depuis longtemps, l'exercice est laborieux... Je crois avoir mis quatre heures pour faire la première ! Et les gestes se font plus précis, je gagne en rapidité mais j'avoue ne pas être descendue en dessous de deux heures !

Mes sentiments sont partagés entre le bonheur d'aider les soignants et la colère de la situation. Ayant fréquenté le milieu hospitalier, je mesure combien cette aventure va me permettre de faire enfin quelque chose pour les soignants, de leur dire merci, eux qui avaient été si présents pour moi.

Pour accélérer la production, je contacte le gérant de la société FIM, usine de textile à Rennes, qui offre et découpe en kits, près de cinq mille mètres de popeline destinée à une grande maison de couture.

Entre-temps, les coups de fil affluent pour venir rejoindre le groupe. Nous montons jusqu'à trente-neuf couturières réparties sur Marly-le-Roi, Saint Germain-en-Laye, Croissy-sur-Seine, Chambourcy, l'Etang-la Ville, le Pecq, Mareil-Marly. Nous sommes toutes animées par la même joie de faire, de donner du temps pour cette cause utile.

Il faut approvisionner en kits, en élastique, en fil, en lien, trouver des réparateurs pour machines à coudre en surchauffe...

On établit trois points de passage de collecte et d'approvisionnement tellement la zone est vaste. Geoffrey, notre Gentil Porteur, y retrouve les couturières qui bravent les interdits en circulant. Il fait le ramassage des sur-blouses finies pour les porter au dépôt de Versailles, il charge du drap et autres matières premières pour les redistribuer. Ça roule, ça roule... et ça passe ! Même les policiers sont compatissants à la vue du chargement du coffre de la voiture ! La mairie a ensuite donné des attestations de circulation en bonne et due forme.

Merci à Over the blues sans qui rien n'aurait pu se faire. Merci à tous les bénévoles, et à la plus jeune des coutières, Constance, 15 ans ! Vous avez été des fées. »

Déjà il me faut repartir, mon carnet de notes rempli d'anecdotes, un air de samba dans la tête. Il me reste le sourire de Laëtitia.

- **Des blouses en toile de Jouy (-en-Josas)**

Mon tour des Yvelines s'achève dans un lieu chargé d'histoire. Si Jouy-en-Josas est devenu célèbre pour ses toiles de la manufacture créée au XVIIIe siècle par Oberkampf, la ville accueille aujourd'hui un musée qui retrace le succès mondial des toiles de Jouy. La fabrication de ces toiles s'est éteinte et il n'y aura pas de sur-blouses en toile de Jouy.

Qu'à cela ne tienne, Jouy en Josas fabriquera aussi des quantités de sur-blouses dans un formidable élan de solidarité.

Isabelle, la coordinatrice de l'antenne, explique qu'elle s'est engagée après le vol du matériel de protection dans la clinique où travaille une de ses amies infirmières.

« *Sans protection suffisante, des médecins et infirmières sont touchés par le virus et tombent malades. Pour se protége,r les soignants font avec les moyens du bord. Ils enfilent des sacs poubelles et se fabriquent des masques avec des protections périodiques.* »

C'est inadmissible mais mieux que rien. L'arrivée de l'opération Over the blues est un soulagement et Isabelle s'engage immédiatement et sans hésiter : « *J'espère que nos efforts sauront réconforter nos soignants. Je suis meurtrie pour eux. Il est vrai que cette situation n'aurait pas dû être, mais il faut faire face à l'adversité en agissant dans l'urgence sans tergiverser. Nos valeurs communes sont la charité et le don de soi.* »

Comme les autres responsables d'antenne, Isabelle salue l'engagement de tous les bénévoles. Et l'une d'entre elles, Dominique de me raconter : « *Ce confinement me lance dans une expérience inhabituelle. Des journées très rythmées : couper, coudre, couper, coudre, afin de satisfaire les attentes des cliniques et hôpitaux. Une chaîne humaine très entraînante et soutenue par ce grand élan d'entraide du moment. Mon appartement est bouleversé : ma table avec les deux rallonges pour étaler et couper les draps, le séjour transformé en atelier de confection, des coupons de tissus multicolores partout, des bouts de fil par terre, ne pas se tromper de manche ni de sens pour assembler et coudre à l'endroit, le « tac-tac » presque incessant de la machine toute la journée ... une superbe expérience ! »*

Les bénévoles se reconnaîtront ici dans les descriptions d'un quotidien bien rempli. *« Qu'ils soient tous remerciés pour l'énergie donnée sans compter à la réussite de cette grande œuvre d'entraide. Merci à tous, amis et anonymes venus en voiture, en moto ou à vélo pour le transport des draps et la distribution des sur-blouses. Parfois sans un mot, juste un sourire bienveillant ».*

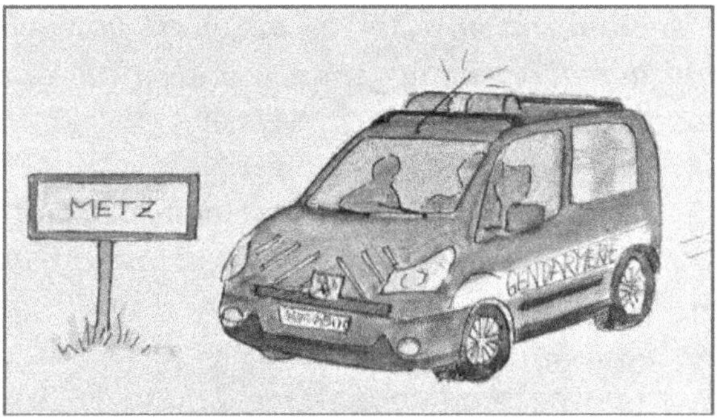

Le Tour de France : le soleil se lève à l'Est

- **Allez Gueugnon !**

Guillemette m'a appelé pour s'engager. Le genre d'invitation qui ne se refuse pas. Je pianote sur mon GPS, Gueugnon, ville dont j'ai déjà entendu parler mais que je place difficilement sur une carte. Première antenne Over the blues en dehors de l'Ile de France, dans le Morvan pour être précis. Je ne réalise pas encore dans quel périple je viens de me lancer. Sans m'en douter, j'entame un voyage de quatre mille kilomètres qui va me faire (re)découvrir les terroirs français.

Guillemette m'accueille, un sourire radieux et me dit en riant « Ça m'apprendra à « liker » sur Facebook ».

Nous profitons de cette belle matinée en ce mois d'avril. La nature fleurit aux premiers rayons de soleil, la vie en Saône-et-Loire est « hors du temps », comme suspendue. Coupée du monde. Les seules informations qui tournent en boucle concernent des chiffres et des termes médicaux. Les médecins se relaient sur les plateaux de télévision et nous nous sentons impuissants, condamnés à attendre, isolés les uns des autres.

Guillemette parle, parle, parle, et moi j'écoute et je savoure ses paroles.

« Pour garder du lien avec nos amis, il y a les réseaux sociaux et les journaux qui relaient les informations qui surgissent de ces réseaux sociaux. Je découvre un post sur ce qui n'est pas encore « Over the blues », et qui démarre sur les chapeaux de roue dans l'ouest de la région parisienne.

Et puis, le déclic. Pourquoi cela ne concernerait que l'ouest de Paris, pourquoi ne pas apporter ma contribution en proposant de l'exporter en « région » ? Vendredi 10 avril 2020, deux jours avant Pâques, j'appelle l'équipe de Versailles et je leur dis « Comptez sur moi ». Je passe un week-end entier à me demander ce que je suis allée faire dans cette galère, à me dire que c'était mieux quand je regardais de loin. Une trouille incommensurable me saisit, je ne sais pas par quel bout commencer, je ne sais pas si je serai de taille. Mais j'y vais. Je m'y suis engagée...

Ouvrons nos armoires, récupérons les vieux draps qui dorment, sortons nos machines, équipons le personnel en contact avec des malades toujours plus nombreux, de blouses lavables, pour les protéger et épargnons la planète qui s'apprête à avaler une dose astronomique de blouses jetables.

Je contacte d'abord la mairie de mon village de Saône et Loire, Toulon sur Arroux, via les réseaux sociaux, encore eux, pour leur faire part de ma bonne volonté et pour faire connaître la démarche. Puis j'appelle la maison de retraite locale : l'accueil que je reçois est au-delà de ce que j'avais imaginé. Dix blouses me sont commandées pour « très vite, nous n'avons plus rien pour nous protéger », puis sept de plus, puis encore quinze. La mairie a transmis mon annonce, des couturières se présentent pour me donner un coup de main, les journaux locaux me contactent, plusieurs articles paraissent sur cette action et relaient ma demande de matière première et d'aide.

Les appels affluent pour nous proposer des draps. La Saône et Loire vide ses armoires pour les soignants. Mon fils aîné sera mon livreur/chauffeur, il parcourt des kilomètres pour aller chercher des draps, des fils, des blouses et livrer à toujours plus d'établissements, de Toulon sur Arroux, à Gueugnon, en passant par Paray le Monial et Bourbon Lancy, des Ehpads, des hôpitaux, des kinés, des podologues etc... Très vite, nous serons neuf couturières. Nous livrerons plus de trois cents blouses. Ma salle à manger est transformée en camp de base. Des piles de vieux draps s'entassent, les sacs de sur-blouses arrivent en attente d'être distribués. Les enfants de certaines couturières y glissent des dessins pour les soignants, des cœurs colorés, des mercis. Grâce à cet élan communicatif, un graphiste de mon village offre à l'association, le patron des sur-blouses, version numérisée qui est mise en ligne sur le site internet tout juste créé.

Il nous a été permis de remettre de l'humain au milieu de cette période qui en manquait tant, à donner du sens à nos vies suspendues, à ressentir la joie du don gratuit. Je n'ai jamais regretté d'avoir dit : « J'y vais aussi ».

La ferveur du stade de Gueugnon s'est retrouvée dans la mobilisation de la région, avec des résultats incroyables ! Cette première ouverture d'antenne en Province s'annonce prometteuse.

- **La guerre de Troyes aura bien lieu**

Je poursuis mon périple en mettant le cap plein ouest, direction la vallée de la Seine. Je suis attendu à Troyes, capitale européenne des magasins d'usine et de négoce, autrefois fleuron de l'industrie textile. Comme partout dans l'Est, la mobilisation est générale face au COVID, Michel est prêt, c'est à dire en tenue de cycliste rentrant d'une livraison de draps. Son témoignage est emblématique :

« Alors que je suivais de loin le lancement de l'aventure Over the blues en me disant que cette action était formidable, je reçois un appel de l'équipe Over the blues qui me propose de créer une antenne à Troyes. Miné par un mois de confinement, cet appel à l'aide me dynamise et je trouve dans cette aventure une bonne occasion de me rendre utile.

Je ne sais pas coudre mais je sais organiser une équipe. Après quelques mails à mon réseau, au sein de ma paroisse, pour expliquer le principe d'Over the blues, je reçois rapidement des appels pour me proposer de l'aide en couture.

Le patron fourni est parfait et je le diffuse aux couturières. Nous commençons avec nos propres draps et élastiques, mais la matière se tarit très vite. Les draps viennent à manquer. Chrystelle diffuse une annonce sur Facebook et je contacte un journaliste qui écrit un très bel article dans le journal local. Les dons commencent alors à affluer. Une salle paroissiale est mise à notre disposition par le Père Laurent. Cela nous permet d'entreposer les dons, de les trier après quelques jours de quarantaine, puis de les distribuer aux bénévoles. Paulette nous fournit plusieurs mètres d'élastique à caleçon provenant de son ancienne activité et qu'il faut refendre et découper soigneusement pour les adapter.

L'équipe s'étoffe petit à petit avec Jean-François, Emma et Marianne, pour la coupe, Marie-Liesse, Françoise, Maëlis, Annie, Catherine, Isabelle pour la couture. Inconnues il y a encore une semaine, ces personnes formidables me sont désormais familières.

Nicole contacte les Ehpads et après quelques jours de flottement les demandes commencent à tomber. Le premier Ehpad est livré début mai, puis un second le lendemain, et puis encore un autre, et un autre... Je transmets régulièrement quelques petits messages sympathiques de la part des Ehpads aux bénévoles. Finalement, huit Ehpads sont approvisionnés de cent quatre-vingt-dix blouses aux couleurs et aux motifs variés grâce au talent de mes bonnes fées. Quelques professions libérales seront également dépannées au cas par cas. Fin mai, l'ensemble des demandes sont honorées et nous décidons de mettre Over the blues Troyes en pause.

Nous fêterons notre aventure autour d'un pot de clôture convivial et sympathique avec quelques bulles de Champagne. Ce moment de rencontre et d'échange permettra à l'équipe de se découvrir physiquement après plusieurs semaines de travail confiné chacun chez soi. »

La légende est contredite, la guerre de Troyes a bien eu lieu !

- **« Paris vaut bien Metz », comme dirait Henri IV**

La gare de Metz, construite fin XIXème durant l'annexion allemande, a cette particularité de pouvoir embarquer d'un seul coup et rapidement un régiment entier. Heureusement, nous avons récupéré notre bien et ce sont nos régiments qui pourront embarquer d'un seul coup et pas dans le sens Metz-Paris. L'histoire a passé et nos ennemis d'antan sont devenus nos amis. L'architecture d'influence germanique magnifie Metz avec son centre-ville piéton, ses arcades en pierre et récemment son annexe du musée Pompidou avec son extraordinaire ossature en bois. En longeant la Cathédrale Saint Etienne, qui abrite des vitraux de Chagall, je trouve l'adresse indiquée de façon précise par Martine. Pas besoin de GPS.

Martine est le genre de femme qui ne peut vous laisser indifférent. Messine depuis toujours, elle aime son pays, sa ville, ses habitants, ses soignants. Enfermée chez elle, rongeant son frein, Martine se désespère de ne pouvoir aider. Pour briser la glace printanière et entamer une discussion des plus amicales, rien de tel qu'un bon verre d'une mirabelle parfumée, dont l'étiquette manuscrite indique une production artisanale provenant sans doute d'un alambic datant d'avant-guerre.

L'appel est venu de Paris et plus particulièrement d'une amie qui habite Boulogne. Martine est une femme très engagée, tournée vers les autres, à l'affût de l'aide à apporter aux plus petits…

Pourquoi pas à Metz ? Qu'à cela ne tienne, « Paris vaut bien Metz, comme dirait Henri IV ». Sitôt dit, sitôt fait. Nous sommes le vendredi 17 avril 2020. Martine, Marie-Joëlle et Ségolène se lancent dans l'aventure sur-blouses. L'idée leur plaît et elles lancent vite un appel sur leurs réseaux. Metz, Montigny-lès-Metz, Coincy et bientôt Luxembourg : « L'Alliance de l'Est » démarre.

Trouver des couturières ou des couturiers, des quantités suffisantes de draps et tissus de bonne qualité, lavable à plus de 60°, de l'élastique, des lieux de stockage… et mettre en place une logistique nous permettant de nous protéger toutes et tous, et cela en étant confinés !

Et déjà nous avons l'appui du Secours Catholique qui trouve des Gentils Porteurs bénévoles et disponibles pour courir dans tout le département, à pied, en vélo ou en voiture. Le Secours Catholique leur fournissant des autorisations de circulation, beaucoup de jeunes sont ravis de saisir l'occasion de sortir de chez eux.

« En trois jours, l'avalanche de draps est telle sur Metz que le Secours Catholique vient à notre aide en mettant à notre disposition une pièce dans leur immeuble au centre-ville, vite remplie par des donateurs et par les Gentils Porteurs qui déversent leur récolte. Sur Montigny-lès-Metz et Rémilly, les dépôts de draps s'organisent dans plusieurs garages de bénévoles, le curé de la paroisse stocke dans son presbytère les dons de draps récoltés par l'ancien maire ainsi que dans une ferme voisine.

La mobilisation est extraordinaire et fulgurante.

La Pastorale des Migrants du diocèse de Metz arrive en force : Ils sont syriens, irakiens, kurdes, soudanais, turcs, tibétains, albanais, ukrainiens, somaliens, nigérians, afghans, algériens, guinéens... Demandeurs d'asile ou réfugiés... Boulangers, cuisiniers, étudiants ou en attente de leur droit au travail, ils se sont retrouvés confinés. Migrants logés dans des hôtels, des foyers, des logements sociaux ou accueillis dans des familles.

Beaucoup d'entre eux expriment le souhait d'aider la France, ce pays qui les a accueillis en cette période trouble et où chacun s'inquiétait de sa famille laissée loin d'eux. Certains vivent le ramadan sans les rencontres essentielles des soirées de prières, d'autres ont vécu la Semaine Sainte et la résurrection du Christ sans offices. Il y a aussi des bouddhistes parmi les migrants. Chacun se respecte, tous se mobilisent pour une même cause. Toutes les religions parlent de la solidarité, de la charité, de l'aide aux démunis.

Ce qui semble paradoxal mais tellement bouleversant, c'est qu'ils apportent leur aide et leur contribution à du personnel soignant dont le métier, voire la vocation est d'apporter de l'aide aux autres. De notre côté, la notion de charité est en faveur des démunis. Mais là, les rôles s'inversent un peu. Ceux qui demandent l'asile dans notre pays viennent en aide à ceux qui soignent et prennent soin des malades et des personnes âgées - ce qui là aussi est essentiel à leurs yeux, eux qui portent tellement attention aux générations anciennes. Merci à tous ces migrants. Quelle belle leçon de charité internationale !

Un Gentil Porteur du Secours Catholique a collecté des draps et il a fallu venir au pied du logement et expliquer à deux mètres de distance réglementaire, les rudiments et l'art de la coupe, prêter des ciseaux et l'une des quatre machines à coudre offertes par le Lion's Club de Montigny-lès-Metz. Situation parfois cocasse où nous étendons le patron sur le coffre de notre voiture pour expliquer le montage de la sur-blouse.

Les draps sont devant le domicile de chaque volontaire qui coupe et assemble les morceaux de tissu selon ce même patron. Les fées sont nombreuses dans la région de Metz, le savoir-faire couture est encore présent, malgré la délocalisation de l'industrie textile en Asie. D'autres ont appris cet art avec bonheur.

Les élastiques viennent à manquer. Un appel à tous les bénévoles est entendu par la mairie de Farebersviller qui nous appelle pour nous en proposer. Grâce au concours de la gendarmerie, le lendemain, un motard nous dépose la précieuse marchandise tant attendue : un kilomètre d'élastique.

Des retoucheries fermées proposent leurs services, très efficaces : Les Gentils Porteurs leur déposent du tissu et récupèrent ensuite les belles sur-blouses terminées.

Nous recevons une aide pour le moins inattendue. Le lycée professionnel Alain Fournier de Metz-Sablon avec son bac Pro « Métiers de la Mode » est déjà mobilisé par la confection de masques. Térésa, leur professeur de couture énergique, cherche à mobiliser ses collègues enseignants, ses élèves étant confinés, en les faisant travailler sur des sur-blouses. Les draps fournis par nos Gentils Porteurs terminent par "matelas" - couche de 10 draps environ, sous la lame de la scie circulaire spéciale pour les tissus pour tailler des patrons de sur-blouses. Le professeur de mathématiques officie à la scie, aidé d'autres professeurs qui associent les couleurs entre les manches et les corps du produit. Puis c'est au tour des machines à coudre professionnelles et des surjeteuses, toutes branchées au plafond, d'entrer dans la danse avec des professeurs de cuisine, de gestion... Et ils sont tous ravis de découvrir autre chose que leur spécialité d'enseignant. Travail formidable de précision et de rapidité qui époustoufle.

L'hôpital public de Metz, largement pourvu par l'ARS, n'a pas besoin de sur-blouses. Nous donnons trois cents sur-blouses à l'hôpital privé Belle-Isle de Metz pour les distribuer dans ses sept maisons de retraite. Énorme succès et les livraisons s'enchaînent au fur et à mesure de la production. Puis vient le tour des professions libérales indépendantes laissées totalement à l'abandon. Et enfin les IMP (Instituts Médico-Pédagogiques) notamment pour les enfants handicapés.

Bilan pour nous les messins : mille sept cents sur-blouses en deux mois pour un groupe de plus de quatre-vingts bénévoles actives, mais surtout une énergie décuplée, des rencontres fabuleuses, un défi incroyable relevé, excitant et valorisant et un sentiment d'être utile à la cause commune.

Quant aux migrants, ils poursuivent leur aide gratuite aux autres notamment par la confection de sacs en tissu pour Noël pour les Petites Frères et les Petites Sœurs des Pauvres ainsi que soixante sacs en tissu pour les migrants de Calais à la demande du Secours Catholique. »

L'engagement sans faille des messins pour servir une noble cause s'est à nouveau révélé véridique. Une telle mobilisation forge l'admiration de tous. Oui, Paris vaut bien Metz !

- **Le Luxembourg, solidaire au-delà des frontières**

Quittant Martine et ses amies requinquées, je file plein Nord, vers le Grand-Duché du Luxembourg. Je suis reçu par une jeune fille de dix-sept ans, étudiante, bien déterminée et très active : elle s'est retroussé les manches pour gérer ce challenge. Française vivant au Luxembourg, Domitille est l'exemple de la jeunesse qui s'engage.

« Tante O. lance une asso de confection de blouses pour les soignants, toute la France se met à coudre » C'est par cette déclaration

(et le réseau familial) que le projet Over the blues a dépassé les frontières jusqu'au Grand-Duché.

« Le premier pas a été de contacter l'état-major d'Over the blues pour en savoir plus... A-t-on encore besoin d'aide ?... Faut-il redistribuer les blouses près de chez nous ?... Avons-nous un modèle précis ?... Les blouses grosses-fleurs-années-60 ou salut-c'est-moi-tchoupi seront-elles homologuées ?

Le soir même nous lancions l'antenne du Luxembourg... à l'international ! A l'image de la mixité luxembourgeoise, le projet Over the blues a permis de réunir différentes nationalités, générations et tendances stylistiques !

Les rôles et étapes de fabrication ont été vite répartis et le confinement luxembourgeois, moins strict que celui imposé en France, nous a permis de réaliser des « tournées » dans la ville, récupérant ici et là du tissu, des élastiques, des pièces découpées etc...

Les Ehpads et hôpitaux du Grand-Duché, moins surchargés que les structures françaises, ont décliné notre aide. C'est pourquoi nos réalisations ont traversé la frontière grâce aux travailleurs frontaliers et ont ainsi pu compléter la production de Metz.

Le nombre total de blouses créées ? Nul ne le sait vraiment, mais qu'importe. L'aventure Over the blues n'a pas aidé que des soignants, elle unit également toute une brigade luxembourgeoise heureuse d'apporter son drap à l'édifice !

Un grand merci aux chauffeurs, donateurs et couturiers !

Bis geschwënn ! ! »

Avec autant de jeunes déterminés, la France a un bel avenir devant elle. Quelle joie de vivre !

- **Nancy, les « Duchesses de Lorraine » font des merveilles**

Nouveau passage de frontière, direction Nancy via Metz, encore. Si les deux villes sont de cultures différentes, l'accueil est aussi chaleureux, mais j'ai un petit faible pour Nancy où est née ma grand-mère maternelle. Avant de retrouver Nathalie, une amie de toujours, je ne résiste pas à l'appel des bergamotes et m'achète également une boîte de « Duchesse de Lorraine » place Stanislas. Cette confiserie pralinée enrobée d'une glace royale, de couleur vert pistache est ma madeleine de Proust, elle évoque des souvenirs de ma grand-mère. Nous les partagerons avec les bénévoles que je vais rencontrer.

Je retrouve Nathalie, avec le même regard pétillant qui n'a pas changé. Quel accueil et quel investissement pour Over the blues malgré la charge des enfants et tout ce que cela implique comme disponibilité. Bien occupée par sa grande famille et récemment arrivée à Nancy, Nathalie a tout de même pris en charge la coordination de l'antenne d'Over the blues : une sacrée gageure, mais un sacré succès !

« *J'ai pensé que les semaines à venir seraient difficiles et pesantes, enfermés dans notre maison à vérifier que chacun reste concentré sur son travail. Mais je n'avais pas imaginé une seconde que je vivrais ce confinement plutôt à l'extérieur et que j'offrirais à mes enfants, par la force des choses, la possibilité de grandir en autonomie et de penser aux autres alors qu'ils ne voyaient personne.*

Début avril, je prends contact avec « OTB », via « FB » comme disent mes jeunes. Immédiatement Over the blues me propose d'ouvrir une antenne sur Nancy. Une nuit à réfléchir sur comment pourrais-je concilier la confection de quelques blouses et l'école à la maison ? Xavier a réfléchi pour moi et le lendemain matin en voulant visiter le site internet de l'association, je découvre que l'antenne de Nancy est ouverte : il y a quelques fois des coups de pouce indispensables pour avancer. Et Xavier a raison : si j'avais su dans quelle aventure je me lançais, j'aurais probablement refusé. »

L'antenne de Nancy est montée en efficacité. La région Grand-Est est très touchée : la demande est forte, le bouche à oreille fait rapidement son travail associé à quelques messages sur les réseaux sociaux …. « *Nous croulons sous la demande. Il faut nous organiser davantage pour ne pas couler : Nathalie s'occupe des soignants et de tous les contacts extérieurs : presse, gendarmerie, élus locaux, réserve civique etc… Nathalie V., mon homonyme et acolyte, est le contact des couturières et Sylvia gère les stocks de matériel. Le curé de la basilique Saint Epvre, située au centre de Nancy, met à disposition une salle pour stocker le matériel. Qu'il en soit remercié. Les dons affluent. Il est incroyable de constater combien les points de blocage se défont les uns après les autres avec une facilité déconcertante.*

Nous manquons de tissus ? Très vite un don de quatre palettes est fait par l'entreprise les Tissus Gisèle des Vosges. Le Directeur Général de la Gendarmerie Nationale (DGGN) demande à ses hommes de « répondre présents aux différentes sollicitations » pendant cette crise. Mon mari propose que la Gendarmerie nous aide pour transporter ce don. Voilà donc un bel exemple de participation. Les gendarmes des Vosges, de la Meurthe-et-Moselle et des Yvelines assurent les transferts en estafettes entre les Vosges, Nancy et Paris. L'Est échange du tissu Vosgien contre des blouses parisiennes pour répondre en partie à la demande du CHU de Metz et de Nancy.

Nous manquons d'élastique ? Le maire de Nancy Laurent Hénart, vient lui-même charger des tissus et des cartons d'élastique dans ma voiture.

Nous manquons de bénévoles ? La plateforme du département de Meurthe-et-Moselle « Place de l'Engagement » propose de publier nos offres de bénévolat et nous envoie quelques personnes disponibles.

Comme beaucoup, je peux témoigner de la vitesse à laquelle nous avons avancé, portés très probablement par une volonté de résilience devant l'urgence mais aussi par l'envie de se rendre utile. C'est finalement dans les moments de crise que l'on voit le meilleur ou le pire, et il est évident que nous avons vu le meilleur à ce moment-là. Certaines ont trouvé, dans leur engagement, le moyen de ne pas rester isolées. »

Que l'on soit nancéen de naissonce ou lorrain d'adoption, tous se sont mobilisés au service des soignants largement mobilisés dans cette Region Est, si sévèrement touchée par le COVID.

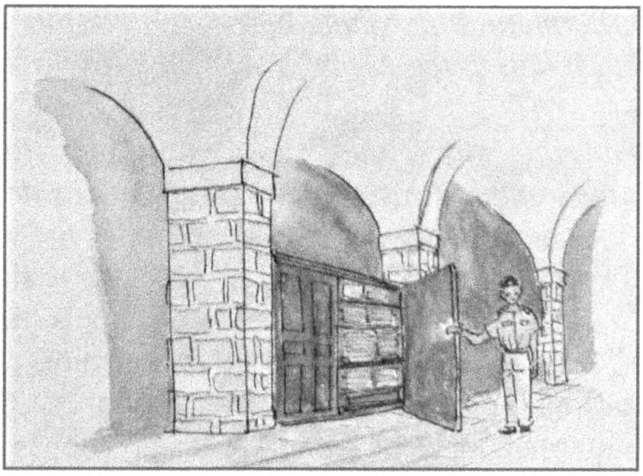

Le Tour de France en langue d'Oc

- **Orange, en « bleu-blanc-rouge »**

Orange m'accueille comme un Pape. C'est la chaleur du sud, et celle aussi du Colonel à la retraite. Le ton est un peu martial et la logistique remarquablement efficace. C'est grâce à sa belle-fille versaillaise, qu'Hervé a franchi le Rubicon. Over the blues est devenu une affaire de famille. Immédiatement je prends des notes.

« Le samedi 28 mars Isabelle, épouse de notre fils aîné, nous téléphone : « Les hôpitaux se remplissent, et on entend partout parler du manque important de sur-blouses dans les établissements de soins et les maisons de retraite. Des soignants en sont réduits à s'équiper de grands sacs poubelle pour se protéger. Une de mes amies ici possède un atelier de couture, elle est sollicitée pour confectionner des sur-blouses. En utilisant des bonnes volontés et les moyens du bord, je pense que vous pouvez créer une antenne à Orange, car partout le besoin est grand... » ... « OUI ! ». Comment refuser quelque chose à une de ses belles-filles, surtout s'il s'agit de venir en aide aux autres ?

Avec Marie-Françoise mon épouse, nous évoquons ce sujet avec notre curé : « Préparez une annonce et je la mets sur le site paroissial, et dans la prochaine feuille « Contact ».

La maison Béthanie à Avignon, maison de retraite des religieux de notre diocèse, est déjà intéressée par des sur-blouses.

Nous découvrons alors, quasi instantanément, la puissance des réseaux sociaux, dont nous ne sommes pourtant pas des adeptes. »

Quelques heures après la parution de l'appel sur le site de la paroisse, et durant une semaine, des mails et des appels téléphoniques de Bretagne, du Périgord, d'Alsace, des Pays de Loire, d'Isère, et même de Nouvelle-Calédonie, arrivent de personnes demandant des précisions. Qui contacter pour connaitre les personnes proches près de chez elles pour apporter leur aide ? Comment récupérer le patron de «The» sur-blouse... A la question *: « Mais comment avez-vous fait pour nous contacter ? »* La réponse est *: Il suffit de taper le mot clef « confection de sur-blouses » sur Internet pour avoir xxx liens qui s'affichent ». Dont le site de notre paroisse ! »*

Dès le 1er avril, et ce n'est pas un poisson, l'antenne « Over the blues-Orange-84100 » voit le jour. Les bonnes volontés se présentent : dix-sept couturières dont quelques-unes disposent aussi de la matière première pour réaliser des sur-blouses. Celles qui ne disposent pas des qualités de couturière ou de temps disponible, participent à leur manière en vidant leurs armoires ou leurs tiroirs pour en extraire des draps en coton de toutes couleurs, du biais et de l'élastique.

« Une de nos amies, Nadia P., handicapée par une grave maladie depuis plusieurs années, « liée » à son fauteuil roulant, offre une douzaine de draps tout neufs pour faire des sur-blouses »

Serge téléphone : *« Mon beau-père était boucher, et avec mon épouse nous gardons depuis de nombreuses années quarante-huit vestes mi-longues de bouchers dans notre grenier. Cela vous intéresse-t-il ? Elles sont neuves et encore dans leur emballage d'origine ».* Ces vestes ont fait le bonheur de l'APEI (Association de Parents d'Enfants Inadaptés) d'Orange, pour ses soignants et ses éducateurs.

Parmi les couturières, Monique, nonagénaire, se lance dans l'aventure avec deux de ses filles. La qualité de leur travail et leur production sont impressionnantes. Non contentes de s'investir aux côtés d'Over the blues, elles cousent également pour un Ehpad avec lequel elles sont en contact et qu'elles livrent directement.

Françoise, 89 ans, dans un petit appartement d'une maison de retraite non médicalisée, propose ses talents. *« Ne vous faites pas de souci, je suis mère de famille nombreuse avec une majorité de filles. Alors la couture, ça me connait ! »*. Effectivement, son rythme de production, et la qualité des sur-blouses ne trompent pas sur ses compétences. Un matin elle téléphone à Marie-Françoise : *« Cette nuit, je ne dormais pas, alors je me suis levée et j'ai enlevé tous les élastiques des draps housses qui dorment dans mon armoire et que je n'utilise jamais. J'ai de quoi travailler maintenant… »*. Elle confectionne aussi des masques pour les personnes qui sont dans sa maison. Quelques jours plus tard, elle dit : *« Merci de me solliciter pour cette grande aventure. Over the blues m'offre une très grande détente et un grand moment de joie. J'ai le sentiment d'être encore utile, et c'est précieux ! »*.

Monique ne cousant pas, propose de faire tourner sa machine à laver puis de jouer les repasseuses professionnelles. C'est une aide importante.

Chacune de ces bonnes volontés n'a eu de cesse de donner le meilleur d'elle-même pour arriver, en deux mois et demi, à confectionner deux-cent-trente sur-blouses et dix pantalons. Ainsi, deux maisons de retraite, un Ehpad, l'APAEI, l'association d'aide aux mères, une maison de petite enfance et douze cabinets de professionnels de santé ont bénéficié de ces sur-blouses.

Hervé, secrétaire et relations publiques de l'antenne, effectue toutes les livraisons et reçoit de chaleureux remerciements. Un seul petit regret : ses discrets appels du pied pour avoir des remerciements écrits à transmettre à tous les bénévoles ne sont pas entendus… Ils reçoivent quand-même tous un grand satisfecit de la part des responsables de l'antenne lors de la mise en sommeil de cette grande opération.

Et comme en France, peu de belles aventures ne se terminent sans « boire un p'tit coup », toute l'équipe des bénévoles et généreux donateurs se retrouve pour le verre de l'amitié, dans la cour du presbytère.

La presse locale fige cet instant et peut constater derrière les grands sourires que chacun et chacune est prêt à se lancer à nouveau dans l'aventure si le besoin s'en fait sentir. « *Merci aux initiateurs de ce fantastique mouvement de solidarité.* »

- **Nîmes entre dans l'Arène**

L'équipe entre dans les arènes, bientôt plus célèbres que celle du Colisée de Rome, et prend le taureau par les cornes. Carmen est furax, Over the blues a raflé les muletas. Les toreros sont à poil… Alain ne recule devant aucun sacrifice.

« *Nous prenons le train en marche le 20 avril lorsque nous découvrons la magnifique initiative d'Over the blues. Sans hésiter, nous prenons le jour même la décision de créer une antenne à Nîmes et sa périphérie. Nous entrons pour ainsi dire dans l'arène, sans préparation mais avec la volonté d'être opérationnel dans huit jours. Le défi est ambitieux mais il est relevable. L'objectif est de réaliser 250 sur-blouses qui seront ventilées dans les quatre établissements hospitaliers de Nîmes.*

Pour lancer la machine, nous pouvons nous appuyer sur un excellent filon : celui de l'Hospitalité diocésaine de Nîmes qui regroupe environ six-cent-cinquante bénévoles à l'échelle du département du Gard. La mission principale des hospitaliers consiste à accompagner deux fois par an en pèlerinage à Lourdes des personnes handicapées, des personnes malades, des personnes vieillissantes et dépendantes. Dans l'esprit de l'Hospitalité, se mettre au service des soignants a du sens, tant et si bien qu'une bonne trentaine d'hospitaliers répondent dès les premiers jours à l'appel.

Si les hospitaliers constituent une base solide de notre antenne, des bénévoles venant d'autres horizons nous rejoignent. Citons cette femme d'origine marocaine, musulmane qui a été guérie d'une grave maladie : « Je suis pleine de reconnaissance envers la France. Je veux lui rendre tout ce qu'elle m'a donné. Je suis bénévole au Secours catholique, mais comme je suis couturière de profession, je me mets à votre service, vous pouvez compter sur moi. » Dans notre France fracturée et de plus en plus communautarisée, quel bel exemple de solidarité !

Concernant les draps, ceux-ci affluent rapidement de toute part et peuvent être entreposés dans une salle paroissiale qui tient lieu de local de stockage. Nous avons également l'opportunité de récupérer une centaine de draps bleu ciel, marqués d'un logo de la Marine nationale. Ces draps dormaient dans des placards depuis que la base aéronavale de Nîmes-Garons avait déménagé, remplacée en 2010 par une Base de défense et un régiment du Train.

La vraie difficulté, ce sont les élastiques. Ceux-ci nous font cruellement défaut. Les commerces en sont dépourvus et ne nous laissent aucun espoir d'être achalandés avant un certain temps. Mais le miracle se produit ! Un hospitalier, gestionnaire d'une TPE de bonneterie dans les Cévennes nous en promet plusieurs rouleaux gratuitement, soit un kilomètre d'élastique !

Le lundi 27 avril, tous les ingrédients sont ainsi réunis et nous voilà parés pour prendre notre véritable envol. Soixante-dix bénévoles vont se relayer pendant plus d'un mois.

Dans les semaines qui suivent, grâce aux conseils éclairés de l'équipe nationale et l'attention qu'elle nous porte, l'antenne « Over the blues » de Nîmes tourne à plein régime, avec une volonté affichée de tous les bénévoles de donner le meilleur d'eux-mêmes dans cette entreprise collective.

Les machines à coudre vont bon train. Certaines sont soumises à rude épreuve. Quelques-unes donnent des signes de faiblesse. Les aiguilles, à force de mordre férocement le tissu des heures durant, se brisent. Mais qu'à cela ne tienne, malgré ces désagréments, la motivation demeure intacte. Des solutions de remplacement sont trouvées pour repartir gaillardement. Deux machines à coudre qui nous sont prêtées reposent sagement dans un coin du local de stockage, attendant leur tour pour remplacer celles qui vont mourir d'épuisement.

L'ardeur des couturières est sans égal, mais il apparaît assez vite que nous aurions besoin de découpeuses. Le terme de « découpeuse » est inélégant, convenons-en, mais c'est une aubaine pour les couturières qui souffrent d'arthrose ou qui disposent de tables inadaptées pour la découpe. Quelques volontaires se manifestent. Armées de ciseaux affutés, elles s'appliquent à découper des étendues de tissu en suivant scrupuleusement les indications du modèle.

Et quel objet d'émerveillement de voir arriver au local de stockage les produits finis de nos couturières. Elles rivalisent d'imagination, d'originalité, de bon goût pour marier subtilement les couleurs, harmoniser les tissus unis avec ceux comportant des motifs, les manches et la ceinture tranchant avec le corps de la blouse ; bref, donner une touche personnelle et toute féminine à une blouse, qui, en soi, n'a rien d'engageant. Pour plaisanter, nous leur suggérons d'organiser un défilé de mode que l'on pourrait baptiser : « Des blouses à la mode Over the blues. » Les couturières prendraient la pause mannequin. En adoptant une démarche aérienne, chaloupée, elles remporteraient à coup sûr un vif succès. Mais soyons réalistes : si nous mettions à exécution cette idée saugrenue, nos braves couturières, aussi zélées soient-elles, auraient des réticences à se prêter à ce jeu.

Pendant toute la durée de notre opération, une permanence est assurée tous les jours sauf le dimanche dans notre local de stockage, à raison d'une heure en fin de matinée et d'une heure en fin d'après-midi. Les draps y sont déposés ainsi que les sur-blouses confectionnées. Les couturières viennent y faire leurs « emplettes », choisissant avec grand soin les tissus qui se transformeront bientôt en élégantes sur-blouses. Parfois, notre local ne désemplit pas. Il devient un lieu d'échanges et de rencontres. Bouffée de chaleur en cette période morose où les rassemblements de personnes sont proscrits. Besoin inexprimable de relations humaines réfrénées par la crise sanitaire.

A l'image de ce que réalise quotidiennement l'équipe nationale, une newsletter est envoyée chaque samedi à tous les bénévoles. Celle-ci permet de faire le point, de saluer les bons résultats, de donner des informations utiles, de dynamiser les troupes. Elle est surtout un magnifique trait d'union entre les coordonnateurs de l'équipe nîmoise et toutes ces femmes qui font des prodiges, sans oublier les pourvoyeurs de draps... et notre fournisseur providentiel d'élastiques.

Nous mettrons un terme à notre action collective le 30 mai. Le résultat final témoigne d'une activité intense toutes ces dernières semaines : Plus de cinq cents sur-blouses sont confectionnées, soit le double par rapport à l'objectif premier. Nos établissements hospitaliers sont heureux de pouvoir bénéficier d'une large resucée. Le reliquat est acheminé en Avignon au profit d'un Ehpad tenu par une communauté religieuse.

En rien nous ne regrettons de nous être rangés sous la bannière « Over the blues », rejoignant ainsi quelque 210 villes de France. Nous ne pouvons que saluer celles et ceux qui ont lancé cette action bienfaitrice, laquelle s'est propagée en un temps record comme une traînée de poudre. »

La renommée de la mobilisation des Nîmois s'est confirmée. Les aficionados des Arènes ont aimé la couture.

- **Toulon : la Marine nationale se jette à l'eau**

Allant toujours plus au sud, j'arrive à Toulon, fleuron de la Marine Nationale. Les eaux calmes de la rade miroitent au soleil printanier. Je suis accueilli autour d'un petit rosé provençal bien frais, que j'apprécie en écoutant le témoignage d'Emerentienne, jeune mère de famille et auto-proclamée coordinatrice locale, sans trop bien comprendre la portée de son engagement :

« A Toulon, une soignante appelle au secours sur un groupe Facebook de Toulonnais. Elle doit aller travailler en sac poubelle dans son Ehpad. Elle n'a absolument rien pour se protéger face au COVID qui envahit peu à peu les Ehpads Toulonnais. Le public lui ne le sait pas, cela fait mauvais genre de dire que son Ehpad est touché par ce virus tabou. Après quelque temps de recherche, la réponse est là. Le patron d'Over the blues répond aux critères. »

Le 8 avril 2020, deux voisines se lancent dans l'aventure pour aider cette soignante. C'est un véritable effet boule de neige, en quelques semaines à peine, ce sont plus de soixante-dix petites mains qui rejoignent l'antenne de Toulon. Tout manque : draps, élastiques et même fils. C'est une course contre la montre qui commence, les demandes affluent de partout, les magasins sont fermés. L'appel au don débute, nous arrivons sans mal à récupérer du fil. Pour les draps et les élastiques cela se complique. Nous arrivons quand même à nous en procurer un peu. Les personnes ayant connu la guerre et le manque nous donnent des draps anciens brodés, signés, etc... Une dame me dit face à mon refus d'accepter ce trésor. *« Je ne peux pas vous aider, mes doigts sont trop fragiles avec l'âge, j'ai besoin de me sentir utile. »*

Ce besoin de se sentir utile se retrouve à tous les niveaux, du jeune étudiant qui devient Gentil Porteur, à la mère de famille de cinq enfants temporairement sans mari, car embarqué dans la Marine Nationale en opération, qui prend le temps de coudre. Le problème reste toujours le même : où trouver des matières premières ? La logistique commence à être compliquée, soixante-dix couturières ce n'est pas rien. Des sous-antennes se montent dans les villes alentour de l'agglomération Toulonnaise.

Les Toulonnais sont touchés par notre action. La Région et la Ville de Toulon aimeraient pouvoir nous aider, mais sont débordées par ailleurs par cette gestion de crise. Une gérante d'une petite mercerie accepte volontiers de nous ouvrir les portes de sa boutique. C'est dans une rue déserte, en regardant que personne ne nous aperçoit qu'elle ouvre son rideau, me fait entrer et referme le tout. Il en va de même pour un magasin d'ameublement et de décoration, qui nous fait entrer par la réserve et nous fournit notre précieux élastique.

Ma voisine doit déménager sous peu, je dois prendre les devants, et m'organiser mieux pour trouver des draps. Je manque de draps. C'est rageant, j'ai soixante-dix couturières, de l'élastique en grande quantité, du fil, des gens qui me demandent des blouses, mais je ne peux les satisfaire car je manque de draps. Une couturière sur Facebook prenant notion de l'ampleur de l'antenne de Toulon et de la forte demande des Ehpads, me propose de m'épauler, de me seconder, de me sauver. La Marine Nationale aurait-elle des draps ? Les démarches et les contacts à trouver sont longs. Les contacts des organisateurs nous ouvrent les portes de l'Arsenal, nous donnant de grandes quantités de draps. Et les couturières au chômage partiel continuent de se présenter en même temps que les demandes de blouses explosent. Nous pouvons enfin continuer l'aventure.

Ainsi l'antenne de Toulon a fourni près de neuf cents blouses au personnel soignant toulonnais. Nous avons cousu ces blouses pour une clinique, dix Ehpads, un centre hospitalier, un centre d'accueil pour SDF atteint du COVID, des infirmières libérales, des médecins, des kinés, des psychomotriciens, des ostéopathes, des dentistes, un centre d'aide aux personnes âgées à domicile etc...

Aujourd'hui nous sommes fiers d'être Toulonnais. Cette aventure n'aurait pu exister sans aucune, non pas des petites mains, mais des grandes mains qui ont su aider et soutenir Over the blues Toulon. Parce que Toulon.

S'engager est un mot fort à Toulon. Que ce soit dans le Marine ou dans l'associatif, les Toulonnais montrent leurs valeurs au combat.

- **Ô mon Païs, Ô Toulouse**

Je reviens toujours sur les rives de la Garonne avec le grand plaisir d'entendre, place du Capitole, cet accent méridional qui court en chantant le long des Pyrénées. Malheureusement les cafés sont fermés comme partout. J'aurai quand même mon petit coup d'Armagnac chez Florence « pour me remettre de mon voyage ». Quel accueil encore une fois. !

Florence m'explique comment elle s'est retrouvée embrigadée dans Over the blues. Un coup de fil d'une de ses amies parisiennes : *« Tu sais quoi, je me remets à la couture ! J'ai une copine qui m'amène du tissu et je vais coudre des sur-blouses ! Je n'ai rien à faire de plus, j'aide en restant chez moi ! »*. L'idée est géniale, et Florence prend contact directement avec Over the blues.

A partir de là, tout va très vite. Le mouvement est créé et déjà se montent des premières antennes en province. Le patron des sur-blouses rencontre un vif succès grâce à sa simplicité. Les dons de matériel arrivent tout seuls. Un support est assuré avec un dossier de presse, des interviews dans les médias. « *Je suis impressionnée par son dynamisme, la rapidité de mise en place du mouvement et je comprends qu'il se passe quelque chose de beau et que le mouvement de solidarité extraordinaire qui est en train de se mettre en place vaut la peine d'être vécu car il restera dans l'Histoire. »*

Couturière amatrice et surtout bonne organisatrice, Florence décide de créer et de prendre en main l'antenne de Toulouse.

Première étape : Trouver des draps à transformer. *« Je contacte les hôpitaux. Après moult appels dans la jungle hospitalière, Marc, responsable du textile pour tous les hôpitaux de la région Occitanie, salue l'initiative et me demande de passer à la blanchisserie pour récupérer les draps destinés au rebut. Ma découverte de la blanchisserie a été un grand moment, 4000 m² d'usine où se lavent des dizaines de tonnes de textile chaque jour pour dix mille personnes à habiller et les lits à faire. Du linge qui virevoltait dans tous les sens. Je suis repartie le coffre plein de draps. Marc ayant en plus la gentillesse de me confier des bobines d'élastiques. »*

Deuxième étape : le recrutement et la formation des couturières. *Over the blues s'étant tout de suite organisé pour gérer toutes les demandes entrantes de bénévolat, il existe déjà une petite liste de candidates ! Puis je fais fonctionner mon réseau. J'ai la chance d'habiter dans un quartier qui se mobilise et je bénéficie de l'aide de nombreuses voisines, que je découvre. »*

On s'organise en créant le poste de découpeuse. Cela permet aux bonnes âmes non couturières de prendre part à l'aventure et aux couturières d'aller beaucoup plus vite. Les découpeuses fabriquent des kits redirigés ensuite vers les couturières. Des binômes de travail sont créés pour faciliter l'organisation et faire connaissance.

En parallèle des actions de communication sont entreprises. La Dépêche du Midi avare de bonnes nouvelles, publie un article. La réserve civique permet aux personnes disponibles de se faire connaître.

Ainsi, en cinq semaines de temps, c'est une cinquantaine de personnes qui rejoignent l'antenne de Toulouse, toutes motivées et heureuses de participer à ce mouvement.

Un groupe WhatsApp dénommé « Les Fées Over the blues » est rapidement créé. Il contribue à mettre une excellente ambiance dans l'équipe : partage des trucs et astuces, photos des mannequins, photos de famille montrant tous les enfants qui se sont aussi investis, échanges de patrons divers pour réaliser des masques. Je transmets aussi chaque semaine la Newsletter nationale. Cette lettre incroyable permet à toutes de suivre l'évolution du mouvement au niveau national, les nouvelles idées ou créations, les photos de la France entière, les remerciements des heureux destinataires de nos blouses, les remerciements de notre Président de la République…

Chaque fée apporte son aide à la hauteur de ses possibilités. Certaines fabriquent une blouse, d'autres cent ! ! ! L'une d'elles me dit *« C'est mon unique raison de vivre en ce moment »* ... D'autres personnes organisent des collectes de fils, de draps, d'aiguilles ou d'élastiques.

Ma maison est transformée en boutique textile. Je centralise toute la production et tous les dons divers en matériel mais aussi en masques ou en visière. Des ingénieurs Airbus utilisent leurs imprimantes 3D à l'arrêt pour faire des visières.

Chaque semaine un aller et retour à la blanchisserie est nécessaire : livraison de blouses et récupération de draps et élastiques. La petite entreprise est lancée !

En face, la demande s'accélère avec l'annonce de la reprise du travail des professions médicales libérales sous conditions d'être équipées de blouses, masques, visières… un vent de panique souffle. Nous essayons d'aider un maximum de professionnels en limitant à deux blouses chacun.

Quelques semaines plus tard, le stock de draps inutilisés est ramené à l'hôpital. C'est l'occasion d'évoquer avec Marc les graves conséquences de la crise sanitaire pour nos jeunes, leurs projets étant annulés. Des liens sont créés. Marc fait passer en interne, un CV d'un jeune pour un stage dans l'hôpital. Mahault est embauchée en CDD «COVID 19 », pendant trois mois à la blanchisserie de l'hôpital.

En deux mois, ce sont cinq cents blouses qui ont été fabriquées à Toulouse. Une solidarité naturelle qui répond à un vrai besoin de se sentir utile et fait énormément de bien à toutes dans cette période perturbée. Donner et penser aux autres, ça fait du bien.

Cette belle leçon de vie s'achève donc avec une belle morale « *Donnez et vous recevrez !* »

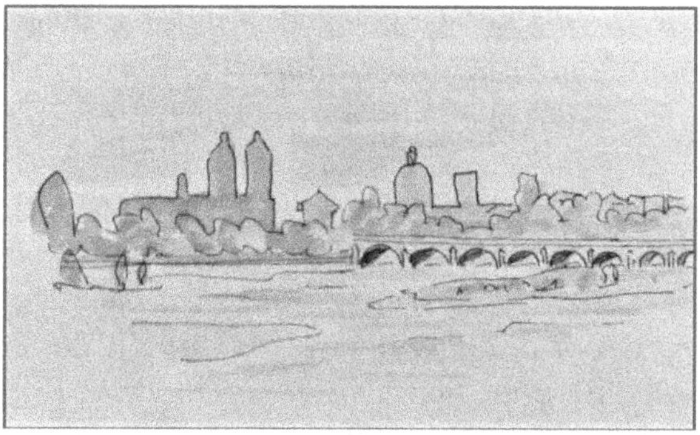

Le Tour de France complètement à l'Ouest

- **A Bayeux, La Reine Mathilde à la couture !**

Si les exploits de son mari Guillaume le Conquérant envahissant l'Angleterre ont été brodés par son épouse la Reine Mathilde sur la tapisserie gardée à Bayeux, elle n'aura pas à pâlir des couturières de cette ville, ses lointaines descendantes.

Je vais enfin rencontrer Véronique et Jean qui ont répondu présents dès qu'ils ont eu connaissance de cet élan de solidarité. En quelques jours l'antenne de Bayeux est créée grâce à l'impulsion de Jean et à la mobilisation de la mairie de Bayeux qui relaie cet appel à tous ses conseillers municipaux.

« Le patron fourni par Aude semble facile à faire, il reste à trouver des draps. De nombreux contacts auprès d'entreprises locales ou hôtels ou abbayes entendent notre appel et Marie-Hélène vide très gentiment son armoire de linge pour nous offrir une quantité impressionnante de draps. De plus, la presse écrite locale, la radio et Ouest France et RCF s'emparent du phénomène : cela nous permet de voir arriver, comme par enchantement, des draps en quantité, venant parfois de loin grâce aux ambulanciers contactés pour jouer les Gentils Porteurs !

Peu à peu des amies, des amies d'amies, des inconnues, dont une dentellière, acceptent de coudre des sur-blouses. Lorsque nous manquons de fil ou d'élastique, un appel dans notre newsletter hebdomadaire locale, et le miracle continue. Une bonne âme se débrouille pour en trouver et nous l'apporter. Nous travaillons étroitement avec l'antenne de Caen qu'Amélie a créée en même temps que nous.

Tout va très vite : une amie me prête une machine à coudre, les amies des personnes âgées de Domitys font une dizaine de sur-blouses, Sylvie et Christel préparent des dizaines de kits : quelle belle chaîne d'amitié et de solidarité. Et quel bonheur de savoir que l'on rend vraiment service ! Fous rires et grandes discussions sont au rendez-vous !

Les sur-blouses arrivent au local, ravissantes avec de gentils mots d'encouragement pour les soignants, enveloppées pour certaines dans un papier transparent accompagnées de dessins d'enfants, de vrais beaux cadeaux ! Toutes ont le cœur de vouloir faire plaisir à ceux qui reçoivent ces blouses, à leur apporter un peu de gaité ou d'humour pour eux et pour tous leurs malades.

Certaines en font cinq par semaine toutes plus jolies les unes que les autres avec facilité et sourire. Une autre qui a pourtant de grandes difficultés familiales fait de petites merveilles pour les soignants. Ou encore Hélène qui utilise tous ses magnifiques tissus familiaux pour de bien jolies sur-blouses en métis. Laurence qui, du fin fond de la Manche, peaufine toujours avec amour les moindres détails tout en faisant parvenir une production importante au local grâce aux ambulanciers, et toutes les autres.

Nous fournissons plusieurs Ehpads, l'hôpital de Bayeux, des maisons de retraite telles la Reine Mathilde, la Charité, le Champ Fleury, les Hauts de l'Aure, huit dentistes, et la fondation du Bon Sauveur à Saint-Lô.

Une bénévole résume ainsi ce que nous vivons « En consacrant plusieurs heures par jour et plusieurs jours par semaine à coudre ces blouses, je me suis sentie légère à l'idée que mon travail (qui n'en était pas un en fait mais plutôt une détente pour moi) allait venir en aide à ceux et celles qui œuvrent pour le bien des malades ».

A la fin, un pot convivial rassemble soignants et bénévoles et là encore nous recevons des messages de remerciements très gentils et des boîtes de chocolats de Saint-Lô.

Quelle joie de se connaître et de partager ensemble sur cette période si particulière ! Tout ceci finalement grâce à une personne qui a entendu un appel au secours sur les ondes et qui a su organiser brillamment une association solidaire d'excellent esprit : Over the blues. Bravo Aude et Odile et merci pour votre enthousiasme qui soulève des montagnes. »

Après la fameuse tapisserie de la reine Mathilde et les superbes dentelles, Bayeux a su montrer son savoir-faire en couture et broderies pour une bonne cause !

- **A Nantes, à l'ombre du château d'Anne de Bretagne**

Les Ducs de Bretagne ont délaissé leurs châteaux. Nantes restera toujours une jolie ville. Je rejoins la route de Vannes par les quais de la Rapée pour mon rendez-vous avec Priscille qui m'attend sur le pas de sa porte. Nous avons tellement communiqué par mail et par téléphone que j'ai l'impression de la connaître depuis longtemps. Je découvre alors une véritable femme d'action avec une antenne qui vit à cent à l'heure. Son témoignage est saisissant :

« Lorsque j'entends parler d'Over the blues via facebook, je suis tout de suite touchée par ce magnifique projet, aimant la couture et bouillonnant de ne rien faire étant en chômage partiel chez moi.

Je me renseigne, je suis bluffée par le professionnalisme de l'Association et découvre qu'aucune antenne n'existe à Nantes. Qu'à cela ne tienne, l'aventure nantaise démarre !

J'en parle à des amies, fais quelques publications sur les réseaux sociaux pour récupérer draps, fournitures et appeler les fées couturières ! Je suis émerveillée par le nombre de réponses positives en 24 heures. Afin de collecter les draps et de les déposer chez les fées couturières, une logistique est mise en place avec trois chauffeurs. Mon rôle est de préparer des plans de tournée par secteur afin de ne pas perdre trop de temps. Pour cela, je traite les nombreux mails, conviens d'un horaire de passage.

Mes nuits deviennent de plus en plus courtes du fait de la montée en puissance de cet élan de solidarité ; mais je suis portée par le besoin vital des soignants et l'urgence de la situation.

Les dons de draps sont très vite généreux : des superbes vieux draps brodés, des tissus Babar pour enfants, une cinquantaine de draps blancs donnés par l'hospitalité de Lourdes en beaux cotons brodés Nantes à la main et même Auchan qui nous offre des draps, housses de couette, taies d'oreiller tous neufs. Il nous manque juste les élastiques ... Et là, un don tombant du ciel grâce à Facebook nous offre des kilomètres d'élastique très larges que nous coupons en morceaux afin d'optimiser et d'en récupérer le plus possible.

Au bout d'une semaine, cent cinquante blouses sont livrées aux Ehpad. « Tante Menoue », une créatrice de dessin offre une jolie carte à imprimer avec comme slogan « ALLEZ LES BLOUSES ».

Ma maison est très vite un véritable dépôt et plaque tournante, et je dois me résoudre à transférer le « QG dans une salle paroissiale. L'équipe s'étoffe d'une dizaine de bénévoles. Grâce à la disponibilité des Véronique, Sophie, Nathalie, Céline, Béatrice, Virginie, des permanences quotidiennes s'organisent pour que les donateurs puissent déposer leurs draps. Les fées sont contentes de nous rendre visite pour déposer leurs œuvres. Ainsi nous réduisons les collectes et nous gagnons du temps. Les bénévoles effectuent un contrôle qualité et préparent de jolis paquets pour nos soignants avec tout leur amour.

Tous nos efforts portent sur l'organisation de la permanence, la gestion des stocks et la production. Une vraie mini-entreprise à gérer !

Une de mes filles m'aide dans la communication en créant un compte Facebook Over the blues Nantes pour publier une information par jour avec des photos des merveilles.

L'élan se multiplie : nos bénévoles ne cessent de croître. Gilles, au chômage technique vient nous rejoindre pour démultiplier l'antenne et s'occuper du sud de Nantes. Quel soulagement de pouvoir déléguer et de profiter de ses compétences informatiques dans la gestion des stocks. Agnès contacte tous les Ehpads de la région. Un photographe professionnel souhaitant mettre en valeur les mains de l'ombre, se rend chez plusieurs bénévoles pour leur offrir de magnifiques portraits et photos.

Une grand-mère apprend à coudre à sa petite fille. Une famille entière confectionne quatre blouses ensemble, grand moment familial de leur confinement.

Le lycée de la Baugerie découpe des sur-blouses en mobilisant professeurs et élèves du Bac Pro Mode. C'est une aide énorme qui facilite grandement le travail de nos cent fées couturières.

La mairie de Nantes publie un article, offre du tissu bleu marine, des kilomètres d'élastique et finance la coupe d'une centaine de sur-blouses par une entreprise spécialisée.

Nous recevons des remerciements de soignants très touchants, que nous transmettons à nos chères fées : « La solidarité n'est pas un vain un mot, un grand merci aux couturières pour le don de ces blouses réutilisables qui donnent de la couleur à la vie... » « Les blouses au-delà de leur joliesse nous rassurent car cela fait diminuer le stress... »

Je suis très touchée par les différentes discussions avec les directeurs d'Ehpad qui me confient leur stress, leurs difficultés et qui sont extrêmement sensibles de se sentir soutenus par cet élan de solidarité. Les demandes se font de plus en plus nombreuses.

Au bout d'un mois, nous sommes très fiers d'atteindre les mille sur-blouses cousues et offertes par cent dix couturières. »

Quelle période intense et quelle énergie déployée par toute cette merveilleuse équipe avec comme valeur commune la joie du don gratuit et la création d'un lien fort sans se connaître, ni même se voir pour certaines. Quel bonheur d'avoir pu contribuer à cet élan de générosité!

- **Le Cœur vendéen au cœur des sur-blouses**

Le cœur vendéen bat la chamade pour les sur-blouses. En traversant le bocage vendéen, vers le Mont des Alouettes, je me souviens des généraux d'Elbée, Lescure, Stofflet, Bonchamps, Cathelineau et La Rochejaquelein. Sans oublier mon préféré, Charette, le plus populaire au Puy du Fou. Les autres vendéens sont hélas presque oubliés pour cause de génocide…

Je franchis les marais sans « ningle », la grande perche des maraîchins, et j'arrive à Saint Gilles Croix de Vie ou j'admire les bateaux tout neufs de Bénéteau. La Vendée, « terre d'ardeur et de courage, terre de géants et de genêts en fleurs » disait Napoléon, ne peut rester à l'écart de cette dynamique nationale.

La Vendée, terre natale de notre Présidente, se doit de relever elle aussi le défi. Dans ce pays d'entrepreneurs, l'appel résonne dans tout le bocage. Un maillage du territoire se met rapidement en place, de La Roche-sur-Yon aux Sables d'Olonnes en passant par Luçon et Challans, grâce à l'action remarquable de Sylvia, couturière professionnelle.

Sylvia et Anne me reçoivent souriantes, affairées et fatiguées. Autour d'une troussepinette de fabrication artisanale, et d'une brioche vendéenne, je sors mon carnet de notes pour savourer les anecdotes décrites par mes hôtes.

« A vos machines à coudre, à vos aiguilles ! ». Par dizaines, des bénévoles se mettent au travail pour confectionner des centaines de blouses, puis les porter aux hôpitaux de La Roche-sur-Yon, Les Sables d'Olonne, Challans, Luçon… dans un pays figé mais bruissant d'initiatives pour venir en aide au personnel médical qui se débat dans les difficultés matérielles. Les couturières ont à cœur de broder des cœurs, comme signature et symbole du drapeau vendéen.

Un travail digne de louanges, remarqué par les médias régionaux et coordonné par un état-major versaillais. Un travail accompli dans l'ombre mais dans l'efficacité.

La Vendée et la France ont encore de la ressource, donc de l'espoir.

- **Tours a plus d'un tour dans son sac**

Dernière étape de mon périple, Tours, ville chargée d'Histoire, où Saint Martin s'est lié d'amitié avec Clovis et a bouleversé le destin de la France. Je traverse le centre de la ville blanche et bleue, pour retrouver Florence et Philippine, pétillantes, suractives et énergiques (telle mère, telle fille !), qui me reçoivent entre des montagnes de draps à droite et des piles de sur-blouses à gauche.

Autour d'une assiette de rillons de Touraine et d'un excellent Sainte-Maure, le tout accompagné d'un Saint-Nicolas de Bourgueil, Florence et Philippine « vivent » Over the blues. Je me régale des échanges avec deux femmes passionnées, au service des soignants et des bénévoles.

Tout commence le 15 avril, par une rencontre téléphonique qui nous explique le concept Over the blues. En cinq minutes, nous sommes convaincues et nous nous engageons ! Le jour suivant est consacré à la mise en place de la structure : création de l'email pour contacter l'antenne tourangelle, de la charte graphique et du logo spécial Touraine puis des pages Facebook et Instagram. Et pour finir, mise en ligne de nos coordonnées sur la plate-forme d'Over the blues ; nous sommes prêtes !

En trois appels à des Ehpads, nous avons déjà quatre cents commandes ! C'est à ce moment-là exactement, que nous réalisons dans quoi nous nous sommes embarquées. « Ça ne va pas être une promenade de santé mais on doit le faire pour nos soignants ! »

Florence qui adore organiser, prend rapidement les choses en main et contacte son réseau. Philippine, vingt-deux ans, se découvre une âme entrepreneuse, et met en place la « machine de guerre » : collecte de tissus, découpe au format du patron de la sur-blouse, distribution de matériel par les Gentils Porteurs.

Trois jours plus tard, déjà huit couturières ont rejoint nos rangs, et la première sur-blouse tourangelle voit le jour. *« Notre appartement est déjà enseveli sous des sacs de dons de tissus ! Comme par enchantement, Bérangère, membre de la Jeune Chambre Économique de Tours (JCI) nous appelle pour nous proposer son aide et mettre à notre disposition leur local ! Pour plus de visibilité, la JCE nous propose aussi de créer une affiche à placarder dans les rues de Tours, affiche demandant des couturières et du matériel. Capucine nous rejoint, nous aide et nous seconde énormément dans l'organisation de l'antenne. Le 20 avril, Philippine assure la première permanence d'Over the blues dans le local, la première de soixante.*

Une semaine après la création de l'antenne, nous faisions notre première livraison de cinquante blouses pour l'Ehpad Varenne de Loire. Quelle fierté ! Face à l'engouement des Tourangeaux, nous créons des points relais dans toute la Touraine : Loches, Barrou, Richelieu, Chenonceau et la Chartre-sur-le-Loir.

Grâce aux efforts de toute l'équipe tourangelle, la machine se met en route. Deux jours après notre première livraison, nous sommes prêtes pour la seconde ! Et trois jours après cela, le troisième lot est offert aux soignants de l'Ehpad de la Source ! Tous les paquets pour les soignants sont accompagnés de mots doux ou de merveilleux dessins d'enfants, récupérés par les overthebluesiennes et overthebluesiens ou offerts par des parents croisés dans la rue, qui veulent participer à leur façon grâce aux œuvres de leurs bambins.

Tout au long de cette aventure, nous recevons l'aide inestimable de plus de cent trente bénévoles ! Qu'ils soient découpeurs, couturières, Gentils Porteurs, bénévoles au point relais ou organisateur, nous n'aurions rien pu faire sans eux. Et nous pesons nos mots ! La pression était forte. Dès le 4e jour de l'aventure Over the blues Tours, nous avons toutes les deux téléchargé l'application de méditation Calm. C'est pour dire !

Nous recevons aussi l'aide précieuse d'entreprises, qui nous livrent en 24 heures quelques kilomètres d'élastique. Les membres de la JCI créent une cagnotte Leetchi pour financer les matières premières, et organisent des sessions de découpe de tissu au format du patron. Le CCAS (centre communal d'aide d'action sociale de Tours) et le Lions Club de Tours fournissent des bobines de fil. La presse et la télé locale relaient l'information avec des articles de demande de don. C'est tout l'environnement économique et associatif local qui est en alerte, prêt à donner un coup de main dans la mesure de ses moyens.

Le plus impressionnant, reste la volonté commune, toutes générations et profils confondus, d'apporter une aide aussi infime soit-elle. Une femme nous apporte ses réserves de nappes blanches damassées conservées précieusement, tel un trésor, au fond d'un coffre depuis de nombreuses années. Une autre personne offre les draps des lits de ses enfants partis de la maison. Un monsieur donne un rouleau de tissu neuf. Un autre vide ses fonds de placards visités pour trouver quelque chose à donner. D'autres arrivent avec un petit bout de tissu ou de grands sacs Ikéa débordants ! Tout n'est pas forcément utilisable mais tout nous arrive avec cœur et générosité, avec le sentiment de faire quelque chose, de se sentir utile.

Philippine réceptionne les tissus et les trie immédiatement. La collection Babar, issue de housses de couettes d'enfants, fait la joie des soignants. Il y a aussi eu la série « Fleurs des années 70 » ou encore « Rayures marines ». Notre âme de styliste se réveille. Tout se passe dans la joie et la bonne humeur. Tous sont heureux de contribuer à leur façon, avec leurs moyens, à ce beau projet.

Pendant trois mois, nous sommes portées par toute la bienveillance, l'engagement et la solidarité de cent trente bénévoles exceptionnels qui se démènent pour trouver des financements ou du matériel, qui découpent le tissu sur leur table de salle à manger après le dîner, qui cousent entre deux biberons ou deux coups de téléphone professionnels, qui donnent des cours de couture pour aider les débutants volontaires, qui pédalent toute la journée pour déposer du fil, de l'élastique, ou une aiguille de machine à coudre, qui programment des visios pour coudre à plusieurs, qui s'organisent pour faciliter les tournées des Gentils Porteurs, qui en font une activité familiale… »

Finalement, ce sont plus de mille deux cents sur-blouses qui sont livrées ! Qui l'eût cru ? La ville de Tours vit une aventure inattendue dans son ampleur, réconfortante dans l'engagement collectif soulevé et porteuse de sens, d'une rare intensité, par son enjeu et l'élan de générosité qui en a découlé, cette facette de l'homme que l'on avait presque oubliée et avec laquelle les bénévoles ont déplacé des montagnes et permis de très belles rencontres.

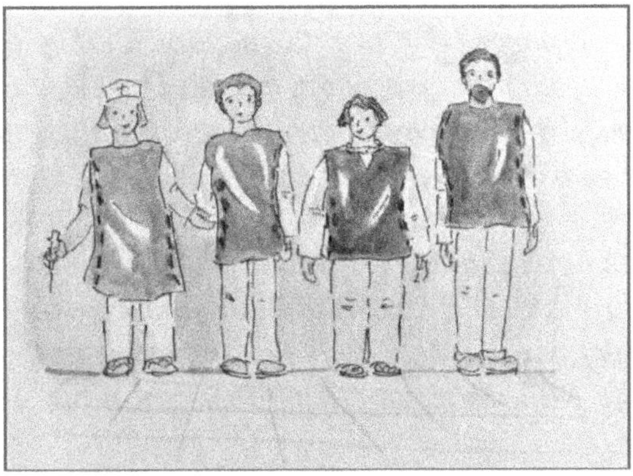

Le Tour de France : l'Ile de France au cœur de la crise

- **Des hôpitaux bondés dans un Paris désert**

De retour en région parisienne, je me précipite à Paris. La vie est-elle revenue ?

A Paris, comme beaucoup d'autres femmes, Marie-Geneviève, d'habitude énergique, est cloitrée dans son appartement. Il lui reste les entretiens téléphoniques avec les voisins ou la famille. Elle découvre le site Over the blues grâce à une de ses nièces. Immédiatement elle y propose ses services de couturière, mais Over the blues a besoin avant tout d'un responsable d'antenne pour le 17ème arrondissement.

« J'accepte sans trop savoir à quoi cela m'engage (heureusement !), mais je vais vite comprendre : trouver du tissu, des couturières, coordonner les deux, approvisionner en sur-blouses les hôpitaux demandeurs, etc... Mon mari se retrouve avec la casquette de chauffeur pour m'attendre en double file pendant que je récupère les sacs de tissu donnés.

Nous voilà partis tous les deux pour l'aventure avec un mot d'ordre que nous nous imposons : « OTB d'abord, OTB toujours » (comme les scouts).

Aux amis qui demandent à mon mari si je m'ennuie et comment je m'occupe pendant ce confinement, il répond invariablement : « elle n'a pas le temps de se poser ce genre de questions, elle s'est fait « blouser » et moi avec » ... car effectivement, nous allons récupérer rapidement les 8ème, 9ème, 18ème, 19ème et 20ème arrondissements voisins qui n'ont pas encore d'antenne ...

Nous n'avons pas d'autorisation de circuler - cela viendra plus tard par le maire du 17ème, et prenons chaque fois le risque d'être contrôlés, mais ne l'avons jamais été ... nous ne saurons jamais si nous le devons à St Joseph, Ste Rita, la tante carmélite... ou à Ste Anne patronne des couturières !

Une dame du 8ème nous propose les draps du trousseau de sa grand-mère. Elle veut juste découper les broderies : armoiries, couronnes et autres marques de famille ... ! ! ! Cette généreuse donatrice que nous n'avons pas rencontrée avait fait le tour des autres copropriétaires, si bien que, quand nous sommes venus, le hall était rempli de sacs de draps ...Nous avions ainsi de quoi dépanner d'autres antennes.

Nous vivons une expérience inédite de trafic inexistant dans Paris : l'avenue de la Grande Armée vide de la Porte Maillot jusqu'à la Place de l'Etoile, la descente en trois minutes, seuls, des Champs Elysées jusqu'à la Place de la Concorde... du jamais vu, impressionnant !

Beaucoup de contacts chaleureux nous permettent de mettre un visage sur une voix, un nom sur un visage : dans notre quartier, des visages connus depuis vingt ans car « voisins de la messe du dimanche » et participants à des festivités paroissiales mais dont nous ignorons les noms. En arrivant chez eux, c'est le cri du cœur : « mais on se connaît par cœur » ! ! !...

Une livraison « laborieuse » : cent cinquante à deux cents sur-blouses à livrer à l'hôpital Saint Joseph dans le 14ème, une ville dans la ville mais surtout en pleins travaux, avec des sens uniques partout. A bord de notre petite Clio pleine à craquer, nous sommes accueillis avec des ovations par les soignants qui attendaient nos sur-blouses avec impatience ...

Cette expérience est parfois l'occasion d'un rapprochement des générations : une mère de famille, confinée avec sa fille, en profite pour lui apprendre à découper des patrons, ce qu'elle n'avait jamais eu ni l'idée ni le temps de faire avant ... et nous voilà avec une coupeuse supplémentaire de kits. Toutes les occasions sont bonnes pour nous aider : une gardienne d'immeuble a absolument voulu aider une de nos amies habitant son immeuble. Elle a cousu beaucoup de sur-blouses et a voulu rester, comme beaucoup, anonyme. »

Cet élan de générosité et de disponibilité a su fédérer des personnes de tous profils et de tous âges autour d'une cause commune.

- **Neuilly-sur-Seine, charité bien ordonnée...**

La Grande Cascade du Bois de Boulogne, l'Hippodrome de Longchamps, le jardin d'acclimatation, le club de l'Étrier en bordure de petits lacs et c'est « La ville dont le Prince est un enfant ». Montherlant et Saint-Croix-de-Neuilly... J'arrive à la paroisse Saint Pierre et sa belle église en pierres blanches. Encore quelques centaines de mètres en passant devant le magnifique lycée Pasteur, un camarade de lutte anti-virus, et j'arrive chez ma très honorable correspondante, on ne peut pas dire « dans un quartier chic », car c'est toute la ville qui est chic.

L'appel sur Facebook relayé de nombreuses fois, paraît comme une évidence :

« L'Opération Over the blues est à son comble Je vous en supplie, nous cherchons des petites mains pour coudre des blouses ! C'est fastoche comme tout ! Je suis une greluche question couture ! Qui se porte volontaire ? Aujourd'hui, nous fournissons à l'hôpital Pompidou qui n'a plus aucune sur-blouse jetable et recherche en urgence nos blouses... Nous en avons soixante-dix ! Il en faudrait cinq cents au moins ! Qui s'y met ? Il faut n'importe quel tissu en coton, y compris à fleurs ou à carreaux, du fil élastique, une machine à coudre ; je transmets le patron !

Le mouvement est lancé ! Mais comment faire ? Tout d'abord, récupérer le patron et le reproduire à l'échelle ... on s'aperçoit que la couture est un vrai métier... La première blouse sort après un dur labeur. Un mot dans l'immeuble, sur le groupe WhatsApp des copropriétaires, pour récupérer des draps, élastiques et fil blanc en quantité alors que les merceries sont fermées.

Puis, le cercle s'élargit aux amis, amis d'amis, à la paroisse ... par un post sur Facebook, un autre sur le site de « Neuilly les Bons Tuyaux », un coup de fil à la responsable de l'association « Lire et faire lire » qui organise des lectures pour les enfants dans les crèches et les écoles de la ville, et à tous les réseaux d'amies ou de connaissances étendues... Rapidement, les propositions d'aide bénévole arrivent, le téléphone sonne ... En quelques jours, deux antennes Nord et Sud naissent, qui travaillent en coordination et regroupent plus de cinquante bénévoles. Il faut mettre à l'honneur ces couturières de l'ombre (aux visages bien souvent masqués !). Le Maire, Jean Christophe Fromantin, est l'un des premiers à utiliser nos modèles lors de ses visites aux Ehpads.

L'énergie et la force d'amour qui se dégagent de cette chaîne de belles personnes mobilisées dans le but d'aider les soignants en phase critique sont émouvantes ! Certaines cousent un cœur, brodent un « Merci ! », ajoutent leur marque de fabrique comme un petit morceau de ruban tricolore, par exemple, sur leurs blouses « made in France », ou « made in Neuilly » ! Nous fournissons l'hôpital Beaujon, les hôpitaux de Neuilly, Rives de seine, de Clichy La Garenne, de Colombes ou encore Georges Pompidou, les Ehpads, instituts privés de Neuilly où le personnel est littéralement épuisé.

Les professions libérales de santé qui ont souvent fait don de leurs propres tenues de protection au début de la crise sanitaire, formulent aussi des demandes d'aide auprès de nos antennes afin d'être elles aussi protégées au moment où, avec la fin du confinement, leur activité est en train de reprendre.

Nous sommes fières de la mobilisation des Neuilléens, ou plutôt des Neuilléennes car nous n'avons pas eu la chance d'avoir dans notre équipe de couturier homme, et des couturières des villes voisines de Levallois, Courbevoie, Puteaux... mobilisées à nos côtés. Les soixante-dix bénévoles des deux antennes Neuilléennes, encore sidérées par l'ampleur du mouvement de solidarité auquel elles ont contribué, ont confectionné et livré en un peu plus d'un mois, cinq cent cinquante sur-

blouses au personnel soignant ! Cette aventure intense est « l'occasion de découvrir en soi, avec les autres, des ressources insoupçonnées » ! ! L'hôpital de Neuilly s'est même engagé à rouvrir sa blanchisserie afin de pérenniser l'utilisation des sur-blouses en tissus... Over the blues œuvre également pour l'écologie.

Que les artisans de cette magnifique réussite soient remerciés pour leurs talents, leurs compétences et leur temps : au premier rang desquels toutes les couturières et autres petites mains de l'ombre, l'animatrice des pages Instagram et Facebook, l'architecte-étalagiste qui a aidé à la mise en scène des photos de sur-blouses...tous ces bénévoles sans qui rien n'aurait été possible. »

- **Asnières, au cœur de la boucle de la Seine**

Traversant la Seine et remontant vers le Nord, j'arrive à Asnières en longeant le cimetière des chiens. C'est probablement le seul endroit où la mixité est parfaite. On y trouve paraît-il des chiens célèbres pour avoir sauvé des vies et d'autres, anonymes, qui ont tout légué à leurs maîtres, mais c'est une autre histoire.

Caroline, élue d'Asnières, reçoit deux appels téléphoniques à sa permanence. L'un de Monique, une ancienne couturière de 83 ans, l'autre de Charles, ingénieur au chômage technique à cause du confinement. La demande est la même : ses administrés tournent en rond et veulent se rendre utiles.

« Un élu, un ingénieur, une couturière : je contacte Over the blues, qui m'explique la marche à suivre et c'est parti. Charles prend les choses en main, renforce son équipe avec Claire, mère de famille. En quelques jours, une antenne se monte à Asnières, et les asniérois se mobilisent très rapidement :

- Une cible a été installée au-dessus d'un mur du presbytère, pour collecter les draps et les nappes, de jour comme de nuit.

- Un atelier de découpe a été monté dans les salles de la paroisse : des kits sont constitués, avec la blouse, les manches, la ceinture, le biais du col. Un réseau de couturières s'est constitué, avec des volontaires déjà très professionnelles, ou des mamans prenant sur leur journée déjà bien chargée par la classe à la maison. Certaines sont venues avec leur

machine pour une remise à niveau, de la machine ou de la couturière. Des matinées de formation avec des jeunes guides et scouts ont été montées.

- La logistique est assurée par des jeunes scouts, ravis de prendre l'air, distribuant les kits, récupérant les blouses.

Sur les blouses, des cœurs, des dessins, des messages, des couleurs variées avec des assemblages parfois très insolites. Chacun apportant son énergie, sa bonne humeur, avec la certitude d'apporter sa petite pierre à un bel édifice. Une mercière d'Asnières offre des kilomètres de fil. »

En deux mois, ce sont plus de cinq cents blouses qui seront cousues avec amour. Vite se retrouver pour rendre grâce, et célébrer cette aventure humaine : où ce qui semblait insurmontable est devenu possible.

- **Bouafle, des ateliers clandestins au cœur des Yvelines**

Je ne cherche vraiment pas à attraper le COVID, mais je suis obligé de faire un nouvel aller-retour : réunion chez Laurence avec les bénévoles de Bouafle autour d'un verre de jus d'orange. Le Pastis m'aurait bien plu, mais il s'agit d'avoir les yeux en face des trous… des aiguilles. Et Laurence nous raconte :

« Le dimanche des Rameaux, j'ouvre mon Facebook et découvre qu'Aude a monté une grande opération de solidarité pour aider les soignants qui manquent de sur-blouses .... « Over the blues ». Je like ce post et dans la minute qui suit un appel : « Laurence, c'est un truc de dingue.... Il faut aider les soignants j'aimerais créer des antennes.... J'acquiesce sans trop réaliser la portée de mon engagement. Fini le sport, la lecture, les puzzles, les rangements, le farniente. Je me pose. J'ai débuté la couture en janvier avec mes voisines de « Brin de cousette ». J'ai des idées, beaucoup d'amies et surtout l'envie d'être utile.

Ma maman vient à la rescousse pour recopier le patron de l'Association pour en faire des gabarits, qu'il nous faut dupliquer pour chaque couturière. Je fais appel aux dons pour récupérer des draps, des élastiques. Le bouche à oreille doit fonctionner.

Aurélie accepte de prendre en charge la plateforme logistique. Mélanie, Présidente d'Happy Ness, coordonne la couture.

De véritables ateliers clandestins, mais pour la bonne cause, se montent dans tout le village. C'est un vrai bonheur de voir les premières blouses fabriquées. Les coups de téléphone des heures durant pour s'organiser, encourager les couturières débutantes.

Livraison de 20 blouses le 15 avril. Un moment magique avec beaucoup d'émotion : Les soignantes ont les larmes aux yeux et les couturières réalisent à quel point les besoins sont immenses. Le salon d'Aurélie se transforme en entrepôt. Elle récupère les draps et fait les cartons pour les livraisons en y ajoutant les dessins faits par les enfants des couturières, sans oublier le logo d'Over the blues.

La presse locale parle de nous. Des étoiles plein les yeux, nous continuons les livraisons : la maison de Marie à Poissy, le Clos St Jean à Gargenville, le Foyer de la Plaine à Aubergenville, puis au centre de dépistage COVID aux Mureaux.

Le 1er mai, le mari d'une de nos couturières bénévoles, fleuriste à l'Elysée, apporte le traditionnel dépôt de muguet et glisse à Madame Macron un colis avec une sur-blouse et un masque pour lui faire connaître notre engagement. L'Élysée nous enverra un courrier de remerciement.

Les besoins perdurent, nous continuons à livrer. Les couturières toujours aussi motivées mettent de la couleur dans les blouses, les personnalisent avec des cœurs, cousent des tissus enfantins pour les IME.

A Bouafle, ce sont 250 sur-blouses (et 900 masques) qui seront livrés par notre antenne. »

Over the blues fait vivre localement une aventure solidaire peu banale et permet de belles rencontres dans les Yvelines.

- **Viry-Chatillon arrose le sud de l'Ile de France**

Poursuivant ma route, je pique vers le sud de Paris, à Viry-Châtillon, où je longe le lac avant d'arriver chez Bénédicte qui me raconte :

« Avril 2020, parmi le flot d'informations de la messagerie, je relève un article d'Aleteia à propos de sur-blouses : Over the blues, un nom de code qui ouvre sur une bobine blanche dans une petite chemise bleue cintrée d'un anneau rouge et me voilà partie sur le tutoriel, le patron, l'inscription.

Le lendemain, un appel très agréable pour me remercier de mon inscription - et si vous montiez une antenne chez vous ? Il n'y en a pas dans l'Essonne et nous avons des demandes - Que je monte une antenne à Viry-Châtillon ? - Mais oui, bien sûr ! Il vous suffit de créer une adresse de courriel avec votre ville, de trouver quelques couturières autour de vous et nous restons en contact.

J'informe le maire de l'opération Over the blues afin d'avoir son accord pour diffuser le nom de la ville, je crée l'adresse le 15 avril, tout va bien pour la première étape.

Maintenant, les couturières : elles sont déjà toutes actives à coudre des masques au kilomètre, je n'ai pas de succès en proposant des sur-blouses. Et je me demande aussi comment je vais récupérer des draps parce que je n'avais pas prévu de renouveler le stock familial à ce moment-là... Mal engagée, cette histoire...

Je croise Nathalie sur le parking du supermarché : justement, elle a plein de vieux draps dont elle ne fait plus rien et qu'elle avait prévu de donner pour des masques. Voilà le premier arrivage ! Et je lui envoie la photo de la première sur-blouse dans laquelle elle reconnaît une de ses housses de couette...

La mairie publie la photo sur Facebook, en relayant l'appel aux couturières et aux draps : les messages affluent et je vais à la rencontre de généreuses donatrices. Comme pour les draps, le message donne envie à six couturières de rejoindre l'opération, et nous sommes à nouveau confrontées à la pénurie d'élastiques. Sauvées. Les autres antennes nous approvisionnent en draps et en élastiques. Les gendarmes, nos Gentils Porteurs préférés, déchargent les draps dans le bureau parisien de mon époux, un peu étonné que son bureau devienne provisoirement une annexe du marché Saint-Pierre...

De nombreuses demandes émanent d'Ehpads, de centres médicaux, de professionnels de santé exerçant en libéral. J'en ai le tournis... Nous ne pouvons pas satisfaire toutes les plus de trois cents demandes. Nous fournissons l'Ehpad Médicis de Viry-Châtillon, l'IME de Corbeil-Essonnes et des kinésithérapeutes intervenant en Ehpad.

Et pendant ce temps, je prends aussi en charge la coordination de l'Est et du Sud de l'Ile de France, ce qui crée encore plus de belles rencontres, même si elles restent limitées aux contacts téléphoniques et numériques.

Ainsi vont passer les mois d'avril, mai et juin. La couture des sur-blouses est une échappatoire à l'ennui et à l'enfermement sur soi - Quand je couds, j'ai l'impression de m'évader - et comme je ne peux pas travailler, alors cela m'occupe...

Dans les yeux des bénévoles, quand elles me confient leurs précieuses sur-blouses, je lis leur joie d'avoir créé une œuvre unique qui va apporter aux soignants le vêtement qui les protège et aux souffrants des couleurs d'espoir. »

Le narrateur conclut ainsi son épopée : « Je garde de cet extraordinaire périple, un souvenir d'une rare intensité, une parenthèse qui s'est avérée heureuse grâce à Over the blues. La multitude de contacts, la richesse et la gentillesse des gens rencontrés auront été du pur bonheur. *»*

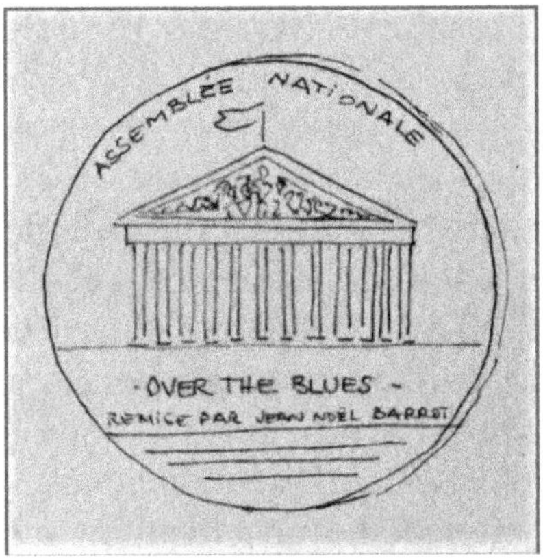

Une reconnaissance nationale

- **Réponse du Président de la République à la petite Alma**

Le bruit court que le Président est en séjour dans sa résidence de la Lanterne, dans le parc du Château… tellement proche du centre névralgique de l'action solidaire qui est en train de devenir nationale ! Une idée folle nous traverse l'esprit… trouvons le moyen de lui faire savoir ce qui est en train de se passer tout près de lui.

Oui, mais comment ? Les bonnes idées sont souvent simples. Très vite, nous décidons de lui faire livrer un magnifique spécimen de sur-blouse accompagné d'une lettre. Nous choisissons une jolie sur-blouse sur laquelle nous faisons imprimer, sur la poitrine, un superbe logo de l'association. Nous y ajoutons l'un des beaux dessins d'enfant, choisi au hasard, qui dit « merci » aux soignants...

Nous complétons notre envoi par une belle lettre à notre Président, pour expliquer l'action d'*Over the blues* et l'ampleur qu'elle prend. Nous espérons alors, par ce geste, lui prouver la puissance de l'intelligence collective face à une situation de crise et peut-être lui faire ressentir la même émotion que celle des soignants lorsqu'ils reçoivent le fruit de notre travail.

Après un appel à la cellule « Relations avec les élus », François-Gilles se propose d'assurer la livraison présidentielle, directement au Palais de l'Elysée, pour être certain que le Président le recevra bien en personne.

S'ensuit un silence radio, inhabituel de la part d'un Président énergique et réactif. Plusieurs semaines s'écoulent sans nouvelles ... jusqu'au jour où un pli arrive, estampillé de l'Elysée, il contient deux correspondances. La première est une réponse, simple, à notre courrier, félicitant l'association et ses bénévoles pour leur mobilisation dans cette action solidaire. La seconde est une lettre personnalisée, destinée à Alma, qui comporte même une mention manuscrite d'Emmanuel Macron.

Mais qui est Alma ? Nous comprenons, par le contenu de la lettre et l'utilisation du tutoiement, assez inhabituel de la part d'un chef d'Etat, qu'il s'agit de l'enfant, auteur du dessin. Il faut donc retrouver Alma car ce n'est pas tous les jours qu'on reçoit une lettre du Président ! Dans le flux quotidien de dépôts et de livraisons de sur-blouses, il est impossible de se souvenir d'où vient ce dessin. Nous lançons alors un appel à toutes les antennes du secteur pour trouver l'enfant recherché. Par chance, c'est la singularité de son prénom qui nous permet de retrouver l'auteur du dessin pour lui remettre le courrier que lui a adressé le Président, depuis Paris, le 29 juin 2020

« Chère Alma,

J'ai pris connaissance de ta mobilisation en faveur des personnels soignants dans le cadre de la crise sanitaire à laquelle notre pays fait actuellement face.

Je te remercie vivement pour ta démarche qui participe du geste solidaire de la Nation toute entière envers les professionnels de santé que les Français ont applaudi tous les soirs à 20 heures.

Durant cette période difficile, toutes les énergies sont nécessaires et je tiens à t'adresser mes félicitations pour l'engagement citoyen dont tu fais preuve, en contribuant à la fabrication de sur-blouses pour les soignants.

Avec toute ma sympathie, je t'embrasse (en manuscrit)

Signé : Emmanuel MACRON »

- **Médaille de l'Assemblée Nationale**

La médaille de l'Assemblée Nationale est une distinction, remise par un Député, à des personnes qu'il souhaite mettre à l'honneur.

Dans cette situation sanitaire inédite, Jean-Noël Barrot, député des Yvelines, veut remercier une vingtaine d'associations et les mettre en valeur, pour leur investissement exemplaire au cœur de cette crise.

Le 16 octobre 2020, lors d'une cérémonie, masquée et restreinte en nombre d'invités, au Golf de la Boulie prêté pour l'occasion, nous avons pu constater le dynamisme des bénévoles des Yvelines, avec des actions toutes aussi exceptionnelles les unes que les autres … Notamment, l'action d'une femme de soixante ans, qui a accueilli dans sa maison des SDF COVIDés, alors que les traitements médicaux étaient inexistants.

Au cours de son allocution, Jean-Noël Barrot retrace la formidable action d'Over the blues, et son déploiement national, en un temps record, insistant sur les valeurs humaines qui ont fédéré les bénévoles. Il évoque les pénuries successives de matières premières, rappelle succinctement sa modeste contribution en ayant « dégoté » des élastiques et un PC, et insiste sur l'importance de se mettre au service des autres.

Cette médaille, qui n'est pas une décoration officielle, est cependant un signe concret des remerciements chaleureux d'un élu à l'action menée conjointement par quatre mille bénévoles. Nous en sommes particulièrement touchés.

- **Lys du Bénévolat de la Mairie de Versailles**

Le 8 mars 2021, à l'invitation du Maire de Versailles, François de Mazières, cinq bénévoles, représentant quatre associations, sont convoqués, en catimini, à la Mairie, crise sanitaire oblige. A cette occasion, François de Mazières remet à chacun, le Lys du Bénévolat, distinction qui met à l'honneur, traditionnellement, trois associations dans les catégories : « Actif sur le terrain », « Dirigeant exemplaire » et « Coup de cœur ».

Une « mention spéciale », accompagnée d'un Lys du Bénévolat unique, a été décernée pour « récompenser l'association Over the blues dans son ensemble, car *« elle a su fédérer autour de son projet, une équipe de bénévoles, du réseau de couturières à la distribution des blouses, en passant par la coordination d'un réseau devenu national ».*

Profitant de leur présence à la Mairie, et à défaut de cérémonie plus officielle, les bénévoles présents ont enregistré, chacun, un témoignage de trois minutes retraçant leur action bénévole en 2020, mis en ligne sur le site de la ville.

Un kakémono, illustrant en photos l'odyssée et souvenir de toutes les bénévoles d'Over the blues, est porté à la Mairie de Versailles. C'est à toutes ces personnes que le Lys du bénévolat est décerné.

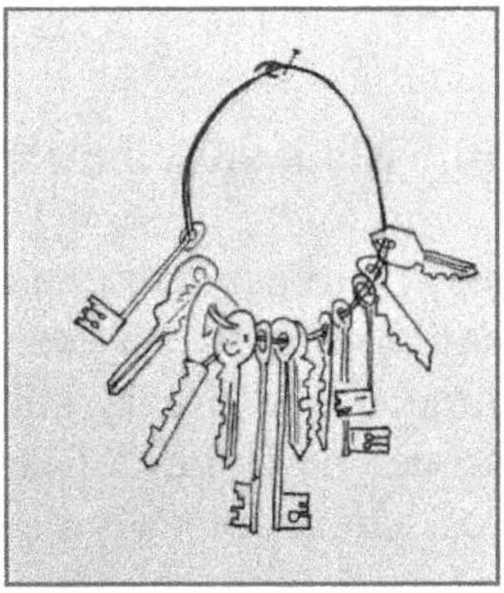

Les douze clefs d'un succès… transposable ?

Dans notre société consumériste et matérialiste où l'individualisme règne en maître, il est important de témoigner du fait qu'il existe, malgré tout, le potentiel pour de magnifiques élans de générosité dans notre pays. La France a des ressources insoupçonnées, a fortiori quand elle traverse des périodes difficiles de son histoire. Nous en avons, encore une fois, la preuve et cela doit nous rendre optimistes.

Il est rare que des organisations connaissent un succès aussi important en si peu de temps, sans aucun moyen financier, mais juste la volonté de réussir.

Over the blues aura laissé une trace dans l'Histoire. Une aventure extraordinaire, réalisée dans un contexte tout aussi extraordinaire. De nombreuses associations de couturières existent, depuis longtemps, en France et font un travail remarquable au quotidien. Pour autant, Over the blues est sortie du lot.

Over the blues est un véritable laboratoire, un condensé d'histoires et de techniques d'animation, vécu en un temps très court, qui a su concilier les aspects humains et organisationnels, dans un contexte très singulier.

Pourquoi ce succès incontestable ? Quels processus ont été mis en place ? Quels enseignements tirer de cette aventure humaine exceptionnelle ? Peut-on les transposer lors d'une autre crise ? Dans un autre contexte ?

- **Intuition, vision, anticipation**

L'expérience d'Over the blues est un modèle de croissance. En quelques semaines, nous sommes passés d'un statut d'artisan de quartier à celui de pilote d'une organisation avec 210 antennes de distribution, puis à celui de chercheur et gestionnaire de mécènes pour faire travailler des entreprises adaptées qui emploient des personnes en situation de handicap.

« Intuition », « Vision » et « Anticipation » ... Trois mots, indissociables, de la réussite de cette mission. Sans « intuition », il n'est point de « vision », et encore moins « d'anticipation ».

Tout projet naît d'une idée, plus ou moins réaliste, et parfois même farfelue. L'intuition de l'entrepreneur, sa perception, doit ensuite être transformée en un projet collectif. De la capacité de l'entrepreneur à faire adhérer à son projet et à créer de l'intelligence collective dépend l'envergure du succès, et sa rapidité d'exécution. Over the blues en est la parfaite illustration : l'adhésion s'est faite autour d'une idée simple, qui a créé, naturellement, une émulation collective, canalisée et encadrée par la structuration, rigoureuse, d'une organisation multi sites, en quelques semaines.

Prendre du recul en un temps contraint est difficile. D'autant plus quand l'aventure se décide quasiment en temps réel, à l'exemple de l'interview du JT de 20 heures sur TFI, avec peu ou pas de préparation.

Toutefois, et même si le temps manque, il est nécessaire d'anticiper différents scénarios qui peuvent se produire. Pour prendre des décisions stratégiques ou opérationnelles, nous essayons toujours, autant que faire se peut en temps de crise, d'anticiper 24 heures d'avance.

Ainsi, la réalisation du dossier de presse est décidée, deux jours avant qu'on nous le demande, la cellule « gestion des élus » est mise en place la veille de notre première sollicitation, les newsletters sont conçues tout au long de la journée ... L'organisation est au bord de la rupture quand il faut gérer les flux d'appels suite au passage dans le JT du 5 avril, et l'idée d'un site internet qui semblait une mégalomanie 3 jours avant, devient une nécessité impérieuse, réalisée en un temps record de 36 heures, grâce à un cahier des charges préconçu et imaginé en quelques heures.

Tenir le cap c'est aussi trouver un maximum des solutions pour soulager la pression sur le terrain, en créant des binômes, en gérant la communication, en ouvrant les portes, en fédérant une communauté…

L'exercice d'anticipation est d'autant plus important que nous travaillons dans un environnement de stress et de fatigue des bénévoles. Il faut toujours avoir en tête les mots d'un des fondateurs du scoutisme, Michel Menu, *« Si tu faiblis, ils flanchent [...], si tu marches devant, ils te dépasseront »*.

- **« Qui ose, gagne », devise des SAS**

Si anticiper est indispensable, oser est la suite naturelle. En rugby cela s'appelle « transformer l'essai ». La valeur ajoutée dépend de la décision prise qui nécessite toujours de l'audace pour celui qui porte la décision. La normalité est de mise en cas de réussite, la critique fusera en cas d'échec.

Over the blues peut être fier d'avoir fait sienne la devise des SAS anglais « Qui ose, gagne ». Cette devise montre la nécessité d'avoir de l'audace pour réussir. Celui qui ose … fait la différence. Aux heures graves de la Révolution, la France étant menacée de toutes parts depuis l'étranger, Danton a lancé un appel qui résonne encore juste aujourd'hui : « P*our les vaincre, il nous faut de l'audace, encore de l'audace, toujours de l'audace, et la France est sauvée. »*

Le projet d'Over the blues repose sur une part d'inconscience de l'ampleur du phénomène naissant. Si les coordinateurs d'antennes avaient su exactement à quoi ils s'engageaient, ils ne l'auraient sans doute pas fait.

Le succès s'avère ne pas être le fruit du hasard ; c'est le résultat d'un travail acharné des bénévoles qui se surpassent et prennent des décisions localement. Certes le contexte particulier de l'urgence impose d'agir, mais les prises d'initiatives sont favorisées par le climat de confiance qui est développé au sein d'Over the blues.

Oser c'est accepter de se découvrir, d'agir par petits pas, de prendre confiance, d'apprendre, de grandir et se développer.

Oser est l'apanage de tous, et n'est pas réservé aux sachants, aux experts, aux chefs d'entreprise.

Oser c'est le devoir de tous. Nous sommes « acteurs de notre destin », et la meilleure façon d'agir c'est de bousculer intelligemment les lignes. Oser c'est être courageux quand d'autres ont peur.

- **Définir une stratégie simple et claire**

Le projet d'Over the blues crée une émulation collective grâce à la possibilité, donnée à chacun de s'impliquer. La réussite d'un projet complexe passe par celle d'une succession de projets simples. Pour susciter l'engagement de tous, il convient de définir les objectifs, à court terme et à moyen terme, clairement et de façon simple, sans ambigüité, avec un cadre bien défini et des consignes, explicitant les marges de manœuvre de chacun.

Les objectifs, à court terme, permettent d'agir efficacement :

- Trouver une place à chacun à la mesure de sa disponibilité, de son envie, et de ses talents, si fragiles soient-ils. Intégrer une personne, c'est lui donner une mission concrète et non pas la mettre de côté pour une hypothétique mission à venir.

- Proposer des challenges ponctuels. Ainsi, les défis successifs de réalisations de blouses pour Metz et Nancy, puis pour les services pédiatriques des hôpitaux Trousseau et Necker, ont permis la mobilisation accrue, sur quelques jours, de centaines de bénévoles qui ont produit plus de 1500 blouses pour ces opérations.

- S'engager quotidiennement sur les livraisons de sur-blouses auprès des soignants impose une cadence de production, avec parfois des sueurs froides quand le délai de livraison doit être tenu alors que le stock de l'antenne est pratiquement vide en début de matinée.

Les objectifs, à moyen terme, permettent de se projeter :

- Produire, durant le temps de la crise sanitaire, une seule gamme de produits, à savoir une sur-blouse lavable de taille unique. Le patron, proposé par Over the blues, a été conçu par une professionnelle de la mode, styliste en robes de mariées. Cette légitimité est d'autant moins contestée qu'Aude tient notoirement un atelier, et a été formée à la Chambre Syndicale de la Haute Couture.

- Inviter à une créativité maximale, autour de la thématique des blouses multicolores. Ce décalage bouscule les habitudes (« on a toujours fait comme ça ») des médecins en blouses blanches, des infirmières en blouses roses et des aides-soignantes, en blouses vertes ou bleues. Ce décalage, ou plutôt... ce démarquage, est une marque de fabrique Over the blues, interpellant les soignants et les patients, pour (dé)montrer que la France est à leurs côtés.

- **Fédérer autour d'une cause commune**

En vertu d'un bon vieux principe éprouvé, lorsque des personnes sont motivées et animées par une cause commune, , les compétences de chacune se déploient, les complémentarités jouent à plein, les énergies sont décuplées. Ces ingrédients offrent, ainsi, les meilleures garanties du succès. Nous l'avons expérimenté.

Défendre une cause, c'est donner du sens à un projet qui repose sur trois éléments indispensables et concomitants : un contexte particulier, un cap à atteindre, une utilité à s'investir. Certains seront plus ou moins sensibles à un aspect plutôt qu'à un autre.

En l'occurrence, cette aventure collective prend tout son sens dans un contexte très particulier compte tenu de l'unicité et de l'inconnu de cette crise sanitaire. La direction donnée est simple : pourvoir au manque de sur-blouses dans les hôpitaux avec les moyens du bord et avec des procédés simples. La volonté a plus d'importance que la technicité. L'utilité de cette démarche est incontestable : de façon pragmatique, les bénévoles pallient une carence en matériel, et vont équiper les soignants en sur-blouses lavables, pour les protéger du virus.

Over the blues fait partager à tous cette vision et ce projet commun, avec la volonté de transmettre en plus, des valeurs au travers d'un simple geste, celui de donner des sur-blouses.

#valeur 1 : Le don, gratuit et désintéressé : l'absence de moyens financiers et l'anonymat de chacun rendent l'œuvre encore plus performante et encore plus belle. Le slogan « Zéro euro, zéro égo" résume ce don collectif et a permis de canaliser les égos, inévitables, dans tout projet d'une telle envergure.

#valeur 2 : Le service : « Servir, c'est régner » comme le rappelle le dicton. Le simple fait de se mettre au service des autres nous remémore notre humilité au service des nécessiteux et des plus faibles. Dans ce contexte si particulier, s'engager et se rendre utile, c'est aussi occuper ses longues heures d'angoisse.

#valeur 3 : L'accueil : celui de ces bénévoles qui font confiance en laissant leurs portes ouvertes, et en bravant le virus, pour travailler ensemble au service des autres. Combien de « Cours des miracles » avons-nous dénombrées en France ? Nul ne le sait, n'ayez pas peur !

#valeur 4 : La transmission du savoir-faire : la confection, ayant été une des victimes collatérales de la mondialisation à outrance, le savoir-faire en couture, qui a fait la réputation de la France, notamment grâce à la Haute Couture, y est devenu quasi inexistant. Seuls les anciens ont connu, cousu ou vu leurs parents coudre à la machine. Ce contexte est une occasion, unique, d'inviter les autres générations à se mettre à coudre, et de leur transmettre ce savoir-faire.

#valeur 5 : L'entraide n'est pas seulement envers les soignants mais aussi dans les collectes et transferts de matériel et de sur-blouses entre antennes.

#valeur 6 : La confiance mutuelle : chacun est responsable de sa production. Une défaillance sur un site peut mettre en péril la réputation de tous. Un engagement, pris localement, est celui de tous les bénévoles. L'acceptation et le respect des décisions rendent possible cette confiance dans le travail des autres.

#valeur 7 : Une volonté éco-responsable avec une démarche RSE, clairement mise en avant, en partant d'une idée simple : recycler des draps pour en faire des sur-blouses, dans un monde de consommables où tout est jeté, gaspillé. Cette volonté d'intégrer l'écosystème de l'économie sociale et solidaire (ESS) envoie aussi un message fort aux soignants et aux politiques. Le simple fait de refuser de coudre des sur-blouses dans du tissu intissé jetable, ou de donner des sur-blouses aux établissements ne s'engageant pas dans cette démarche, témoigne d'un engagement fort en faveur de la planète, de la part des bénévoles. Les sur-blouses doivent être réutilisables et non jetées après une seule utilisation.

Quand des lignes rouges sont franchies, nous sommes amenés à agir fermement, avec une main de fer dans un gant de velours.

Ainsi sur les 210 antennes, créées en trente jours, l'intégration d'une seule antenne s'est avérée être un échec : une personne a rejoint le réseau, non pas dans un esprit de bénévolat, mais pour y faire du business. En 24 heures, cette personne a été exclue du réseau, prévenue des risques encourus à utiliser un concept déposé auprès de l'INPI, et les soignants ont été informés de cette démarche fallacieuse, contraire aux valeurs de l'Association.

De même il a fallu aussi gérer les egos et faire rectifier des communications médias de certains établissements de santé qui, dans l'urgence, se sont approprié « leur succès grâce à leurs bénévoles », en omettant de citer l'action collective des équipes d'Over the blues. Le respect d'une idée ou d'un travail, n'est pas et ne peut pas être négociable. Nous sommes donc intervenus pour rétablir cette vérité, dans ces mêmes médias en remettant l'église au milieu du village sur la paternité du patron et le travail des bénévoles d'Over the blues.

- **Le principe de subsidiarité insuffle l'esprit d'initiative**

Cette action, au profit des soignants, qui s'est déclinée dans un grand nombre de villes met en lumière, s'il en était besoin, combien le principe de subsidiarité est une méthode de gouvernance efficiente. Elle repose sur une confiance mutuelle qui laisse une place éminente à l'esprit d'entreprise. Aucun carcan venant d'en haut ne vient freiner les ardeurs. Cette méthode, vertueuse, libère au contraire les énergies. C'est de cette manière que nous avons pu coopérer, entre antennes et avec l'équipe nationale, avec beaucoup d'écoute et de bienveillance.

Cette incroyable énergie libérée a permis de déposer draps, bobines, blouses, élastiques, aiguilles et même, de temps en temps, des gâteaux et des chocolats ou des dessins d'enfants. Cela a été la multiplication … non pas de pains, mais de sur-blouses, dans des proportions que nul n'aurait osé imaginer.

Face à l'urgence de la situation, aux profils des bénévoles, et à l'absence de moyens, il est rapidement décidé que le mode opérationnel sera basé sur une délégation maximale, en toute confiance.

Jour après jour, les bénévoles affluent. Surtout ne pas décevoir et vite impliquer les bonnes volontés. L'Armée a du bon, en ce sens qu'elle a des expressions idiomatiques qui résument utilement en quelques mots : « un homme, une mission ». Vite, répartir les missions, optimiser les déplacements, déléguer, faire confiance, structurer et gérer la croissance.

Toujours parler, avec assurance et bienveillance, pour encourager à y aller. A partir du moment où chacun connaît « sa limite droite, sa limite gauche », il sait qu'il devient un maillon indispensable de la chaîne et que sa défaillance peut mettre en péril toute l'organisation locale. Autant vous dire que la motivation est extrême, et que chacun a la volonté de bien faire.

Cette délégation stimule les prises d'initiatives. Les coordinateurs d'antennes connaissent parfaitement leurs secteurs ainsi que les acteurs politiques et économiques. Ils ont également un réseau très actif d'amis et de relations susceptibles de rejoindre le réseau. Ils savent qu'en cas de difficultés, la structure nationale d'Over the blues sera là pour les épauler et faciliter leur mission. L'animation des équipes est bien plus simple quand l'autonomie accordée est maximale. Avec tant de bienveillance et une absence d'enjeux économiques, chacun cherche à œuvrer pour le bien commun.

Faire confiance, laisser la pleine autonomie aux antennes et s'affranchir des procédures, dans la mesure de l'acceptable est la signature du mode de fonctionnement des coopératives. Cette façon de faire permet aussi de capitaliser sur la connaissance des enjeux locaux, indicateur primordial pour identifier, par exemple, le besoin important des hôpitaux et Ehpad, ou les compétences individuelles des bénévoles, afin de se répartir au mieux les missions. Chacun assume avec fierté ses responsabilités.

Ainsi, donc, dans un contexte d'urgence absolue, la délégation maximale et la confiance en ses équipes sont primordiales pour dépasser ses objectifs.

- **Renforcer l'esprit d'équipe**

Fédérer les bénévoles repose sur trois piliers :

- L'histoire que nous vivons ensemble au quotidien
- Le partage d'un même objectif, en l'occurrence défendre une cause commune
- Une communication efficace, transparente et saine

La communication doit dissocier le savoir-faire du faire-savoir. Le premier est indispensable pour livrer des sur-blouses de qualité ; le deuxième est complémentaire pour créer la dynamique de groupe.

La communication est l'échange d'information entre deux personnes, deux entités. Si l'une s'exprime et pas l'autre, cela ressemble à un monologue, souvent stérile, terrain favori des grands orateurs haranguant les foules.

Pour créer une dynamique de groupe performante et renforcer l'esprit d'équipe, la communication « descendante » doit être complétée d'une communication « montante », bien dosée et en confiance, pour ajuster le projet, les directives. C'est sur ce dernier mode de communication que se basent de plus en plus les entreprises en créant des espaces d'expressions libres sur leurs sites internet où un modérateur peut intervenir, et qui font la renommée des « Tripadvisor, AirBnB, et autres Uber ». Autre exemple, le groupe Zara excelle dans ce mode de communication, avec la prise en compte des avis des clients pour adapter sa mode en temps réel, auprès de ses différents marchés locaux.

L'anonymat est valorisé. Nous veillons toujours à parler au nom du collectif, de l'équipe sans jamais mettre en avant des exploits ou des réalisations individuelles. Seuls les prénoms des bénévoles sont cités, permettant ainsi d'éviter que les « egos » ne se réveillent ou de corriger une information, bien involontairement travestie par l'auteur de la newsletter.

Renforcer l'esprit d'équipe passe aussi par l'animation du groupe.

Animer un groupe, c'est d'abord écouter et identifier les personnalités de son auditoire et adapter son mode de communication en fonction des motivations et des attirances de chacun : le relationnel, la nouveauté, l'action ou les résultats.

Animer, c'est faire participer un maximum d'individus. La participation communicative est la force d'Over the blues, à l'image du sondage envoyé aux équipes pour choisir un logo, de l'illustration des newsletters quotidiennes par des photos et des idées transmises par les antennes, ou encore du partage de bonnes pratiques.

Animer, c'est communiquer sur les résultats collectifs et positifs. C'est créer de l'interdépendance entre antennes, pour favoriser la coopération et l'adhésion à un mouvement. Bel exemple de cette interdépendance : quand la région Est reçoit des sur-blouses provenant de l'Ile-de-France, les équipes nancéiennes renvoient du tissu qui manque en IDF. Un échange selon ses capacités, que la culture japonaise connaît bien avec l'adage de « ne pas accepter un cadeau, sans en rendre un ».

Animer, c'est donner des objectifs chiffrés, ambitieux mais atteignables - par exemple 20 blouses par jour. C'est mobiliser sur des objectifs collectifs, à l'image du défi « un taxi pour Nancy » ou bien de « l'Opération Necker ».

Animer, c'est aussi avoir la force de dire NON. La tentation fut grande de fabriquer des masques, en plus des sur-blouses, mais l'objet de l'Association aurait été brouillé, sans parler des processus, considérablement alourdis, et des choix drastiques de production à opérer entre masques et sur-blouses.

Animer, c'est finalement servir, guider, écouter, accompagner, s'engager, déléguer, s'exposer, tenir ses promesses, absorber le stress des équipes, valoriser, assumer, et surtout faire grandir. L'esprit d'équipe est à ce prix.

- **Reconnaître les talents**

La confiance absolue en nos antennes est le leitmotiv d'Over the blues. Le succès collectif de l'opération repose donc entièrement sur la performance collective et la qualité du travail de chacun d'entre nous. Et chacun sait que la qualité de la protection des soignants et la réputation d'Over the blues se joue à chaque livraison. Nous en sommes tous responsables.

Surtout ne pas laisser enfoui son talent ! Autrement dit, tout l'art est dans la détection du talent pour permettre à chacun d'avoir « sa » place unique au sein de l'équipe et d'y apporter une vraie valeur ajoutée, reconnue de tous.

Dans un engagement bénévole, la passion révèle le meilleur de nous-mêmes. La confiance et la bienveillance incitent chacun à exprimer ses compétences, à auto-évaluer ses capacités et à dépasser ses limites. Cette aventure est aussi l'occasion de nombreux partages de compétences qui permettent aux uns de transmettre et aux autres de grandir. Le tact des coordinateurs d'antennes permet de valoriser chacun en fonction de ses compétences. Chez Over the blues : « Il n'y a pas de sous métiers, bien au contraire ! ».

Mieux vaut être ensemble et en harmonie, qu'une somme d'individualités seules et sur performantes individuellement.

Bien entendu, il y a eu des couacs, ici ou là. Les solutions ont été trouvées grâce à la « correction fraternelle » toujours constructive. La force du collectif est de se dire que même dans l'échec, il y a du positif.

Comme le disait Nelson Mandela : « Ou je gagne, ou j'apprends ».

Pour faire fructifier tous ses talents et motiver les équipes, une seule arme : la reconnaissance.

La motivation des équipes passe par la reconnaissance du travail accompli. A défaut d'être sur le registre pécuniaire, Over the blues utilise le registre de l'émotion et de l'affect.

La reconnaissance est collective. Nous travaillons sur le sentiment d'appartenance par l'animation régulière d'une communauté et par le récit d'une histoire collective avec un seul et même objectif commun. Cette reconnaissance a été, dès le début, une préoccupation majeure pour l'équipe d'animation.

La reconnaissance, ce sont aussi les newsletters quotidiennes qui mettent en avant les photos des œuvres de nos couturières, et nous veillons à ce que les médias, les soignants et les politiques remercient et reconnaissent le travail des bénévoles.

La reconnaissance est aussi individuelle. Elle passe par des appels téléphoniques ou des mails personnalisés, aux uns et aux autres, pour remercier et encourager. Aude et Odile passent plus d'heures au téléphone qu'à coudre des sur-blouses. En fonction de son interlocuteur, il convient d'ajuster sa communication pour mieux valoriser. Pour un interlocuteur :

- avec un fort relationnel, nous cherchons à construire ensemble et à travailler sur les réseaux mutuels pour dynamiser le groupe
- avec un fort potentiel créatif, nous stimulons la nouveauté pour faire émerger de nouvelles idées et voir comment les rendre réalistes

- avec un fort charisme, nous allons chercher à déléguer, à reconnaître l'efficacité d'un groupe et à prendre les décisions collégialement
- avec un esprit rigoureux et pragmatique, nous valorisons les résultats et tous les processus mis en place pour y arriver.

Le « Livre d'Or », mis sur le site de l'Association, est un espace d'expression et d'idées et donc de reconnaissance individuelle. Cet espace apporte une reconnaissance sociale pour l'action d'utilité publique menée par les bénévoles. Il permet aussi de renforcer la perception de fierté collective, de féliciter et/ou remercier les bénévoles et d'annoncer la suite.

Toutes ces actions créent un sentiment de fierté, de reconnaissance et d'appartenance à un même mouvement collectif.

- **Gérer sa communication, tenir ses promesses.**

La communication d'Over the blues a été privilégiée, dès le début, et confiée à une équipe de 4 experts qui ont pris en charge les relations médias, la communication institutionnelle, la création de supports et de contenus, la mise à jour du site internet.

Alors que le succès d'un tel mouvement repose aussi sur une communication bien orchestrée, la réussite de la communication repose elle-même sur quelques points clefs :

Personnaliser le projet : l'image de l'Association est portée par deux femmes qui sont devenues nos égéries : Aude et Odile. Ce choix a permis d'incarner l'Association et de rassurer les couturières, option fréquente dans le milieu artistique. Tout comme les messages diffusés pendant la guerre « les Français parlent aux Français », la version du XXIème siècle devient : « les stylistes parlent aux couturières ». Entre femmes, on se comprend mieux ! Aude et Odile deviennent, sans le vouloir, des figures inspirantes. Elles ont incarné, donné chair à ce projet.

Utiliser tous les vecteurs de communication : médias, site Internet, réseaux sociaux... Les médias et les journalistes sont facilement joignables dans ce contexte : ils recherchent « du bonheur » à raconter. En bons professionnels, les membres de l'équipe communication ont leur carnet d'adresses et le contact est établi facilement. Le site internet crédibilise la démarche et diffuse les grandes orientations aussi bien à destination des médias que des bénévoles. Nous nous fixons comme objectifs de communication de tout mettre sur le site en toute transparence et en toute confiance pour éviter les appels et les mails. Les réseaux sociaux complètent cette formidable communication. En fonction du choix du canal, la communication est plutôt imagée ou didactique, mais toujours concise et brève, toujours positive.

Le choix des mots : travailler sur le fond. Le style de communication d'Over the blues est sans emphase ni langue de bois. Le parler franc et direct, en toute transparence, rassure tout le monde. Communiquer simplement sur un projet cohérent.

Le choc des photos : travailler sur la forme. Sur la forme, une attention particulière est requise sur le format, les couleurs, les chartes graphiques. Cela donne une impression d'uniformité nationale, même si dans les faits, LA communication d'Over the blues, est une somme de communications locales, avec la création de pages Facebook et groupes WhatsApp, gérés localement.

Une bonne communication repose sur plusieurs piliers : une régularité dans sa diffusion, des phrases courtes, des mots positifs, des photos qui illustrent les propos et enfin, une structure toujours identique. C'est la Méthode de Raisonnement Tactique, communément appelée « MRT », utilisée par les militaires et les gendarmes, autrement dit « *Ne pas abreuver d'emails, ne pas parler pour ne rien dire* ».

Pour susciter l'adhésion de tous, il faut créer un concept unique. Le choix des mots est étudié. Nous optons pour un mode de communication résolument « positif », moins anxiogène que celui utilisé à tour de bras dans les médias pour désigner les « coupables », malades du COVID :

- On parle de « coordinateurs d'antennes », et non de responsables d'agences, pour exprimer un esprit coopératif, très éloigné du concept de l'agence bancaire, dont le centre de décision est centralisé au siège.

- Les « fées couturières » agissent comme par enchantement.
- Les « Gentils Porteurs », « Gentil » pour bien montrer le côté bénévole, et « Porteur » faisant référence aux postiers du XIXème, lointains cousins des coursiers du XXIème siècle, casqués et téléphone vissé à l'oreille, qui vous déposent en courant la pizza commandée sur internet.

Les mots noirs sont gommés : les « solutions » remplacent les « problèmes », les « succès » évincent les « échecs » (y en a-t-il ?). Une antenne ne ferme pas, elle est « mise en sommeil ».

Over the blues utilise la communication basée sur la confiance. Tout se joue à livre ouvert. Les rares et inévitables « attaques » sur les réseaux sociaux sont gérées dans la journée. La parole est libre sur le livre d'Or. Tout cela contribue à renforcer le sentiment d'appartenance à une association hors-norme.

- **Encourager l'innovation, en intégrant les contraintes**

L'innovation et l'adaptation sont au cœur du concept Over the blues. C'est aussi le moteur de nos bénévoles. Dans un contexte particulier, il faut s'obliger à sortir du cadre de référence, afin de trouver des solutions.

Innover dans la marque « Over the blues ». Le choix d'une marque est toujours essentiel. La marque doit refléter le métier ou le produit, raconter une histoire, véhiculer des valeurs, être lu par tous et se différencier des autres acteurs tels que « fais une blouse », « blouse à l'hôpital », « couturières solidaires », « les cousettes solidaires » etc.... Ceux qui conçoivent les marques connaissent la complexité du cahier des charges. « Over the blues » est un peu critiqué par certains pour son anglicanisme. Le nom s'est finalement imposé naturellement, par son originalité... et son absence de propositions contradictoires sérieuses, le tout en un temps limité, à savoir 48 heures. Force est de constater qu'il est plus facile de se mettre d'accord sur un nom à trois plutôt qu'à trente. A vouloir faire adhérer un maximum de personnes au choix d'une marque, on finit souvent par faire plus de déçus que d'adhésion. Leçon à retenir.

Innover dans les modèles de sur-blouses. Paradoxalement, tout est parti d'une contrainte technique. D'abord, un manque de tissus uni blanc, puis un manque de tissus unis. Il reste alors des draps multicolores et dépareillés. La créativité s'en mêle et le marketing fait le reste… Plutôt que de communiquer sur des contraintes liées aux tissus, Over the blues vante les couleurs qui remontent le blues. Et les bénévoles s'approprient le concept en allant au-delà, en écrivant des « mercis », en brodant des cœurs.

Innover dans des collections Haute-Couture de sur-blouses. L'innovation permet non seulement de créer une identité collective en insistant sur la couleur, mais aussi de recréer l'élan par la nouveauté des idées, de gammes de produits (« collection bleu-blanc-rouge » pour le 8 mai, « collection pédiatrie » pour les enfants etc…), diffusées au fil de l'eau dans les newsletters.

Il est intéressant de noter comment, d'une contrainte d'approvisionnement, Over the blues a fait une marque de fabrique. Cette approche est relativement courante. Les contraintes sont un des moteurs de l'innovation, à l'image des capsules métalliques des canettes de soda. S'adaptant aux normes écologiques depuis deux décennies, les capsules ne sont plus détachables et ne jonchent plus les trottoirs. Ou encore des bâches d'échafaudages qui doivent intégrer des normes de sécurité : les bâches sont devenues de véritables supports publicitaires, voire supports d'œuvre d'art, générant des revenus, qui participent à financer les travaux... Ces bâches sont même ensuite réutilisées en sacs de course.

Innover en logistique. En l'absence de moyens et de possibilité de se déplacer, des sur-blouses sont convoyées par la gendarmerie et des ambulanciers. Dans une France immobile, où seules les forces de l'ordre et urgences peuvent se déplacer, le transporteur idéal est tout désigné. L'idée trouvée, le plus simple reste à faire : trouver le décideur et lui présenter le projet.

Innover dans la gestion des stocks et des flux. En fonction des délais de livraison, nous avons imaginé un système de prêt de sur-blouses, pour des professions libérales, pendant 2 à 3 semaines, le temps de réunir assez de sur-blouses pour les récupérer et finalement les envoyer propres et repassées à d'autres établissements de santé. Cette solution de prêt a pour avantage de dépanner des soignants et de les sensibiliser à l'importance du lavable, en lieu et place du jetable.

Innover dans l'écriture de ce livre. Ce livre a été écrit en ligne, via un document partagé, en trois semaines seulement, revu, corrigé, harmonisé et homogénéisé par des dizaines de bénévoles ayant la volonté que cet ouvrage reflète l'esprit d'Over the blues. Bienveillance et confiance en tous.

- **Intégrer les contraintes (temps, production logistique)**

Compte tenu de l'urgence et de l'absence de moyens, la volonté a été de favoriser des productions locales de sur-blouses pour éviter tout frais de logistique. Une production locale impose une délégation maximale de la fabrication des sur-blouses, et donc la nécessité de former à distance et d'accepter une potentielle baisse de la qualité en l'absence de contrôle centralisé. La fabrication des sur-blouses aurait pu être difficile à gérer, avec des processus complexes et normés : différentes tailles, différentes formes, différentes matières, etc... A vouloir trop bien faire, cela aurait eu une conséquence directe sur le temps de production et la quantité.

Pour répondre à ces contraintes, Over the blues imagine des sur-blouses de taille unique allant à 80% des soignants. Dans l'urgence, nous avons sciemment décidé de ne pas équiper les molosses et les petits gabarits, qu'ils nous en excusent. Après cela, nous avons créé un patron limitant le nombre de coutures, pour réduire le temps de fabrication et permettre à tous de coudre.

Valoriser le travail artisanal à domicile, c'est décider aussi de répondre, à la demande, par la qualité et non pas par le volume. Cette orientation explique, inconsciemment, les délais de production, en plus de la sous-capacité de production, et la nécessité de prioriser les attributions, en direction des Ehpad et hôpitaux., Les donneurs d'ordres sont responsabilisés : nous leur offrons des alternatives en invitant les professions libérales à réaliser elles-mêmes (ou via leurs proches) les sur-blouses, ou en acceptant des prêts momentanés de sur-blouses pour des dépannages…

Nous avons également travaillé sur le processus de fabrication, pour réduire le temps de production et limiter les moyens, afin de mettre en place un contrôle « qualité » rigoureux. Nous avons découpé la fabrication de sur-blouses médicales en une succession d'étapes très simples. Contrairement à des processus compliqués, qui nécessitent souvent beaucoup de contrôles intermédiaires, plus le processus est simple, moins les contrôles se justifient. Le parti pris de simplifier au maximum la fabrication a rendu possible la mise en place d'auto-contrôles réalisés localement dans une confiance totale, à la libre appréciation des antennes. « La délégation n'exclut pas le contrôle », belle maxime que nous avons prise en compte et adaptée.

Quant à la remontée d'informations, elle est réduite au strict minimum pour ne conserver que l'essentiel nécessaire. Nous avons construit un outil en ligne, qui donne un état des chiffres en temps réel, très utile en particulier pour communiquer dans les médias. Un tableau est également mis en ligne, à destination des antennes, pour suivre les principaux indicateurs. Il est conseillé de le remplir idéalement tous les deux jours, priorité étant toutefois donnée à la production. Les chiffres ne sont pas exhaustifs, mais permettent de donner un ordre de grandeur et de communiquer sur le travail collectif accompli par chacun d'entre nous. Les chiffres, communiqués quotidiennement sur le site internet de l'association et dans les médias, donnent le vertige. Les bénévoles se souviennent encore des 1.000 premières sur-blouses, puis de 5.000, 10.000, 20.000 pour terminer à plus de 42.000 sur-blouses confectionnées par les bénévoles, chiffre sans doute en-deçà de la réalité.

- **Identifier et maîtriser les enjeux politiques**

Une action d'une envergure nationale inspire les médias et attire les élus, tous avec des bonnes intentions. Le risque de récupération politique du mouvement est faible en l'absence de flux financiers et avec un objectif universel de fabriquer des sur-blouses médicales avec des draps recyclés. Du 100% RSE qui devrait susciter l'adhésion de tous, à commencer par nos amis verts.

Attirer la convoitise des politiques, c'est d'abord savoir leur répondre et leur demander d'intervenir, si besoin. Dans cet objectif, une cellule « Relations avec les élus » est spécifiquement créée et joue un rôle primordial pour éviter les faux pas. Les réseaux sociaux sont utilisés pour mobiliser et influencer les élus. La compréhension de jeux de pouvoirs en période de campagne électorale pour les Municipales nécessite tact et diplomatie. Cette responsabilité est confiée à une personne férue des milieux politiques travaillant dans une collectivité locale.

Il s'agit aussi de mobiliser les élus pour délivrer des autorisations de circulation, faire ouvrir des merceries, trouver des élastiques.

Nous avons également sollicité les élus dans le cadre d'actions de lobbying, autour de thématiques écologiques et éco-responsables, comme l'utilisation de sur-blouses lavables.

Aujourd'hui, la volonté de remplacer les sur-blouses médicales jetables par du lavable a l'accord de principe de tous les opérationnels. Mais ceci doit s'appliquer « surtout chez son voisin ». Aucune action politique n'a été initiée, à ce jour, pour favoriser l'emploi des sur-blouses lavables en complément du jetable et constituer des stocks de sécurité. Les grandes structures médicales, une fois la première crise sanitaire passée, se sont ruées sur les commandes de sur-blouses jetables en intissé en provenance d'Asie. Ces sur-blouses sont stériles, argument recevable pour les blocs opératoires, mais surtout, il est plus simple de jeter que de laver. Le secteur de la santé recommence majoritairement les mêmes erreurs…

L'association espère beaucoup une réponse positive de la Région Ile-de-France pour une subvention permettant d'aider à équiper les soignants en sur-blouses lavables de façon durable.

- **Organigramme : une nécessité périlleuse ?**

La réussite d'une croissance rapide repose sur l'adhésion des équipes au projet et, fatalement, sur la compréhension par chacun de sa mission au sein d'un environnement global. Quand la structure grandit, il faut comprendre ses marges de manœuvre, savoir où sont ses appuis et connaître les ressources mises à sa disposition : tout cela mérite d'être formalisé.

La réalisation d'un organigramme devient alors nécessaire. Quiconque a déjà été confronté à cet exercice sait combien cela peut être bénéfique au développement d'un business, mais aussi combien il est périlleux et peut chambouler un élan collectif. La moindre demi-ligne a son importance et peut irriter des susceptibilités.

L'organigramme doit refléter au plus juste l'organisation, pour comprendre les rôles et responsabilités de chacun, et permettre d'identifier les centres de décisions. Une organisation qui est l'affichage d'un système, avant tout relationnel, reposant sur des liens de coopération et non de subordination.

Over the blues a cette particularité d'être décentralisée au maximum, et de considérer les couturières comme étant les vrais « patrons ». Il convient de sortir des schémas habituels, de parler d'organisation et non d'organigramme, bref il faut trouver un vocable innovant mais adapté.

Une présentation pyramidale classique d'un organigramme - à savoir le chef en haut - ne peut convenir. Pas plus qu'une pyramide inversée - le chef la tête en bas - qui finalement met aussi en exergue le décideur. Il en est de même pour les présentations d'organigrammes horizontaux. Aucun modèle ne reflète l'organisation réelle d'Over the blues qui affiche, en réalité, une volonté de travailler ensemble, une véritable action coordonnée.

Une bonne nuit de réflexion et de prise de recul, suivie d'un bon grog matinal, porte conseil et donne une solution qui représente le mieux notre organisation transversale, dans laquelle chacun joue un rôle primordial. Les cellules autonomes interagissent entre elles, autour d'une cellule centrale, qui coordonne et anime une multitude d'équipes diverses. L'absence de centralisation dynamise et accélère les échanges.

D'un point de vue pratique, l'organigramme s'accompagne de la diffusion des contacts. Comme beaucoup d'organisations étatiques, dans lesquelles la fonction prime sur le nom de l'interlocuteur, Over the blues opte dès le début, pour la mise en place de boîtes mails génériques, à l'initiative des antennes, sous le format « overtheblues.ville@gmail.com ». Cette décision, pleine de bon sens, facilite la communication inter équipes.

Finalement nous expérimentons, sur un temps court et avec une efficacité remarquable, les principes vertueux du management par consentement. Ce mode de management, souple et structuré, permet les nécessaires itérations de l'intelligence collective, faisant émerger pour chaque situation une réelle prise de décision pertinente, assurant la poursuite de l'aventure. Un cas d'école à n'en point douter.

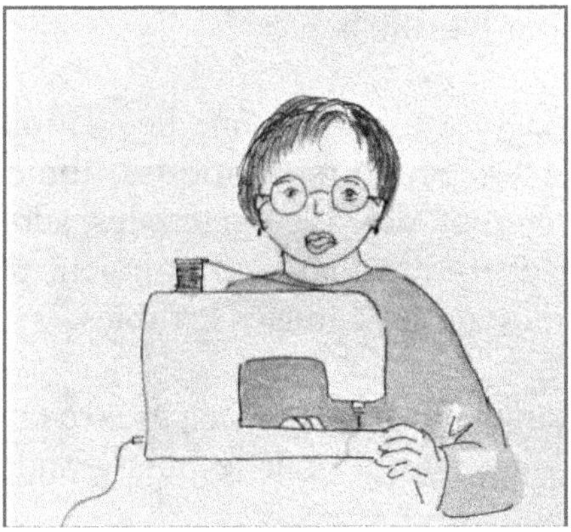

After the blues…

A la suite de « l'opération sur-blouses » du printemps 2020, alors que les bénévoles, déconfinés, ont repris le chemin du travail, Over the blues choisit de poursuivre l'aventure. L'association construit alors son projet dans une approche résolument solidaire, afin de pérenniser le mouvement, en transférant son savoir-faire aux ateliers couture d'Entreprises Adaptées et d'ESAT, afin de donner du travail à des personnes en situation de handicap. Elle cherche par ailleurs des moyens pour autofinancer ses actions solidaires.

Le mécénat financier, inexistant pendant la première phase du projet, arrive au deuxième semestre 2020 pour soutenir les activités caritatives de l'Association. Des Fondations financent des machines à coudre industrielles afin d'équiper les ateliers couture d'entreprises adaptées. D'autres, financent des sur-blouses lavables, fabriquées par des Entreprises adaptées et des ESAT pour des soignants ne pouvant se les offrir tels les Petits frères des pauvres ou les Petites sœurs des pauvres... Les fonds servent aussi à transmettre le savoir-faire de la fabrication des sur-blouses, auprès de personnes porteuses de handicap, à Laval et à Nantes.

- **Opérations de lobbying : promouvoir le « lavable » à la place du « jetable »**

L'Association Over the blues mène des actions d'influence auprès des élus pour que les pouvoirs politiques, toujours avares d'actions écologiques, s'emparent de la gabegie des sur-blouses jetables qui encombrent les déchets médicaux. Il convient d'inviter, d'inciter ou d'imposer l'utilisation de sur-blouses lavables.

Le jetable a l'unique avantage de ne pas être lavé, ce qui le rend plus facile à gérer : on jette. Cela pour le plus grand bénéfice de groupes industriels.

Dans certains cas, le jetable se justifie pour sa facilité d'emploi, dans des blocs opératoires par exemple. Mais pour le reste ? Pourquoi avoir accueilli les sur-blouses lavables à cœur ouvert pendant la crise sanitaire et revenir au jetable ? Les habitudes reviennent au galop. Les logisticiens et les financiers, passant à nouveau des commandes de sur-blouses jetables, le coût d'une démarche éco-responsable est visiblement trop compliqué à prendre en charge.

La liste des élus sensibilisés à ce sujet est importante : ministres, députés, présidents de région, maires..., mais le sujet « sur-blouses lavables » ne semble pas une priorité pour eux. En témoignent les difficultés pour obtenir un rendez-vous qui se terminent par une absence de décision et un renvoi d'un contact à l'autre, d'un service à l'autre... L'urgence n'est pas la même pour tous malgré l'actualité sanitaire.

- **Promouvoir le savoir-faire des personnes en situation de fragilité**

Après le confinement, il est temps pour l'économie de reprendre sa place. Nous avons pourtant à cœur de poursuivre notre action auprès des soignants et de prolonger l'initiative des bénévoles qui sont retournés à leur travail quotidien.

Dans cette optique, et dans l'idée de leur transférer la production des sur-blouses médicales. Nous avons pris contact avec des ateliers textiles d'entreprises adaptées (E.A.) et des établissements ou services d'aide par le travail (E.S.A.T.). Ces organismes emploient 80% de personnes en situation de handicap. Ils se montrent immédiatement motivés par ce nouveau marché et se mettent au travail. Un fournisseur de tissu professionnel anglais parfaitement adapté est identifié. Le patron est simple, le montage accessible aux équipes : celles de l'entreprise adaptée ont un réel savoir-faire en matière de production d'habits professionnels, ce n'est pas le cas des équipes des ESAT. Mais le défi est relevé et de tous les ateliers ce sont des sur-blouses irréprochables qui sortent par dizaines, puis par centaines.

C'est ainsi que nous avons transféré notre expertise de la fabrication des sur-blouses médicales sur les sites de Laval et de Nantes. Nous rendre sur ces sites est toujours un réel plaisir.

Cela participe à donner du travail aux personnes en situation de handicap. Quelle joie et quelle fierté de voir ces personnes quand elles cousent ces sur-blouses. Et nous sommes subjugués par la très grande qualité de leur travail.

Pour accroître l'activité de couture de ces mêmes ateliers, Over the blues mène des actions de sensibilisation, via de la téléprospection auprès des soignants, sur l'importance des sur-blouses lavables.

Fort de cette première expérience, et pour donner encore davantage de travail à ces ateliers de couture, l'Association conçoit et commercialise de nouveaux produits textiles : nous diversifions notre offre, avec la production d'une gamme de produits textiles spécifiques.

Des draps de bains brodés de petites maximes françaises amusantes, vendues sur notre site internet et via notre réseau de partenaires de chambres d'hôtes, d'hôtels de charme, de barbiers et d'esthéticiennes. Nous avons déjà lancé deux collections, hiver 2020 et été 2021, qui rencontrent un vif succès. Serez-vous des nôtres ?

100% des bénéfices participent à financer nos actions solidaires, telles que le don de sur-blouses à des soignants de structures ou associations ayant de faibles ressources telles que les Ehpad des petits Frères des Pauvres, des Foyers d'adultes handicapés, une association intervenant dans des unités de soins palliatifs, des Ehpad du sud de la France etc… A ce jour plus de mille sur-blouses ont été achetées et offertes par Over the blues, et cela grâce aux mécènes et aux bénéfices des ventes de draps de bains.

La motivation et la qualité de travail des hommes et femmes travaillant dans ces ateliers est impressionnante. Cela permet aux entreprises de combiner service de qualité et démarche RSE.

En parallèle, nous travaillons à développer de nouveaux ateliers avec des associations s'occupant de personnes fragilisées par la vie - des personnes ayant vécu dans la rue, d'autres anciennement prostituées - dans l'idée de les aider à monter un atelier de couture. Nous avons identifié qu'il faudrait du temps pour mettre en route ce type d'atelier mais nous avançons et nous avons bon espoir d'en ouvrir un bientôt. Cet atelier produira des sacs simples dont le modèle sera unique mais sur lequel chacun laissera libre court à sa créativité ; ces sacs pratiques et réutilisables serviront à emballer joliment des cadeaux de Noël destinés à des personnes âgées isolées : des couvertures brodées ...par une Entreprise Adaptée.

La boucle est bouclée...

Tous les détails sont sur www.over-the-blues-services.com.

- **Favoriser le maintien à domicile de nos aînés**

Face à la solitude de nos aînés, dont plus de la moitié est visitée, au mieux, une fois par trimestre, Over the blues a développé une gamme de services à la personne pour favoriser le maintien à domicile et la lutte contre l'isolement des personnes âgées.

Over the blues « Comme par Enchantement » propose un coordinateur référent pour orchestrer au quotidien les services nécessaires à la personne isolées. Il s'agit d'une présence active et bienveillante, autour d'activités artistiques et culturelles à domicile (couture, musique, peinture, lecture, écriture, visites culturelles...), animées par des bénévoles, pour les bénéficiaires les plus démunis, ou par des prestataires rémunérés.

Over the blues propose aussi une aide administrative, un accompagnement à la maîtrise des outils multimédia, l'entretien de la maison, des promenades, une présence régulière dans votre logement en votre absence (courrier, dogs et cats sitting, plantes, jardins ...), de la médiation pour résoudre les conflits familiaux ou de voisinages, etc... Votre quotidien devient plus simple !

- **La Gendarmerie répond encore et toujours présent pour nos aînés**

La gendarmerie des Yvelines continue son action auprès de l'Association. Fort du constat que les personnes âgées sont parmi les plus vulnérables, nous avons décidé d'organiser des visites à domicile, conjointes Gendarmerie et Over the blues, en concertation avec les pouvoirs publics locaux.

Au cours d'une visite d'une heure, la MCPF (Maison de Confiance et de Protection des Familles) du GGD78 et Over the blues sensibilisent nos aînés sur les problématiques de sécurité des biens et des personnes, tout en leur donnant des conseils pour se protéger, sur différents sujets :

- Le démarchage abusif
- Les risques d'internet et du paiement en ligne
- La nécessité de masquer son code secret au distributeur de billets
- Les risques de vol de sac à l'arraché
- La nécessité de cacher ses bijoux en plusieurs endroits
- Les habitudes simples à prendre pour protéger son domicile

Cette action, menée quand les conditions sanitaires le permettent, est toujours accueillie favorablement par les intéressés et les mairies qui y voient, en plus de son utilité, une vraie concertation des pouvoirs publics.

C'est aussi pour la gendarmerie un moyen de renforcer sa présence sur le terrain en contribuant à l'Opération Tranquillité Seniors.

- **Et plus encore...**

D'autres projets sont encore à l'étude pour s'occuper des plus fragiles, ce qui rend l'action de l'Association palpitante. Mais, au-delà de tous ces projets, reste une trace indélébile, des amitiés nouvelles avec Odile, Aude, et tous les participants bénévoles, qui se sont connus grâce à cet élan de solidarité, en partageant des valeurs communes. Cette expérience a même incité certains à changer de métier pour se lancer dans la couture !

En conclusion

« Ils ne savaient pas que c'était impossible, alors ils l'ont fait. » - Mark Twain

Il est certain qu'il fallait une sacrée dose d'inconscience pour lancer un tel projet. L'envie et même le besoin viscéral de se rendre utile, partagés par bien des Français confinés, auront été plus forts.

Over the blues a craqué l'allumette qui a déclenché cet immense feu de joie solidaire. Partie d'une idée simple, comme une traînée de poudre, la puissance collective a permis sa concrétisation au-delà de toute espérance.

Ceux qui y ont participé éprouvent la satisfaction d'avoir réalisé ensemble un projet concret, semé d'embûches certes, mais qui laisse le sentiment du devoir accompli et plus encore de la joie du service et de l'engagement. Chaque bénévole le dit à sa manière, mais tous témoignent de la même évidence : même s'ils ont donné parfois au-delà du raisonnable, ils ont reçu la grâce d'une fraternité vécue en actes.

La relecture de cette aventure met en exergue un bénéfice qui va bien au-delà de l'aide matérielle apportée au personnel soignant. Elle leur a aussi offert le soutien moral de tous ces anonymes qu'ils ont senti à leurs côtés dans cette situation extrême. Et que dire du lien social qu'elle a tissé entre tous ces bénévoles désœuvrés à l'échelle de leurs immeubles, pâtés de maison, quartiers ou villages, fiers d'œuvrer ensemble pour apporter leur aide en cette période de crise ?

Sans se poser de question, nous avons fait confiance et avons fièrement répondu à l'appel. « *Chaque jour, très rempli, était pourtant différent, présentant un nouveau défi. On ne doutait de rien, rien n'était un problème, on fonçait sans se poser de question car on sentait que c'était possible* » résume Aude.

Et de conclure en citant le Livre des Proverbes : « *La femme vaillante, qui donc peut la trouver ? [...] Elle a fait provision de laine et de lin, et ses mains travaillent avec entrain. Sa main saisit la quenouille, ses doigts dirigent le fuseau. Ses doigts s'ouvrent en faveur du pauvre, elle tend la main au malheureux. »*

Elles sont inoubliables les larmes des soignants croisées sur le bord de la route quand ils reçoivent les surblouses, des larmes de fatigue mais aussi celles de l'émotion quand ils découvrent que tant de bénévoles se sont levés pour eux.

Les couturières de l'aventure Over the blues se sont souvent nommées entre elles les fées. Elles ont écrit à leur manière un conte de fée des temps modernes, dont les héros chevaleresques ont été des hommes et des femmes, dans une complémentarité exceptionnelle et inédite. C'était assurément un moment magique, mais en mieux parce qu'en vrai.

Ce mouvement, immense et magnifique de tant d'anonymes qui se sont unis naturellement et simplement, nous rappelle que si l'effort est individuel c'est du groupe que vient la réussite.

Le 15 novembre 2019, la dernière des Rochambelles, les courageuses conductrices ambulancières de la 2ème DB de Général Leclerc, soignant et soutenant les troupes, Liliane Valter, s'éteignait à 95 ans près de Troyes dans l'Aube. Clin d'œil de l'histoire toutes proportions gardées, les bénévoles d'Over the blues ont mené de rudes combats en ce printemps 2020. Et si c'était ce même élan qui avait uni ces engagements exceptionnels, un ferment irréductible de la beauté de notre humanité ?

Pour aller plus loin

En parcourant le site internet www.over-the-blues.com vous trouverez encore beaucoup d'autres informations, parmi lesquelles le « livre d'Or » qui contient quelques témoignages, photos et dessins qui permettent de retracer l'histoire d'Over the blues en images, des extraits de mails et newsletters, qui témoignent de l'ampleur de la tâche collective accomplie, des témoignages de bénévoles et surtout les incroyables retombées médias, coupures de presse et liens vers les interviews à la radio et reportages de la télévision.

Vous pouvez soutenir l'Association :

- En promouvant ce livre auprès de vos amis, pour montrer à tous l'importance que vous attachez aux valeurs que porte l'Association.

- En achetant des produits textiles sur notre boutique en ligne : www.over-the-blues.com

- En recommandant notre gamme de services à la personne disponible sur www.over-the-blues.com et en parlant à vos amis soignants (médecins généralistes, gériatres, neurologues, audioprothésistes, kinésithérapeutes etc…).

- En parlant des services « back office » pour PME/ETI proposés sur www.over-the-blues-services.com

- En envoyant vos dons à Over the blues, par CB sur le site internet ou par chèque au 14 rue des Récollets 78000 Versailles.

Association loi 1901 - SIRET 88398154000015 - IBAN FR76 1820 6003 6765 0689 0550 241 - Pour tout don, un reçu fiscal vous sera envoyé par email sur simple demande.

Merci de tout cœur.

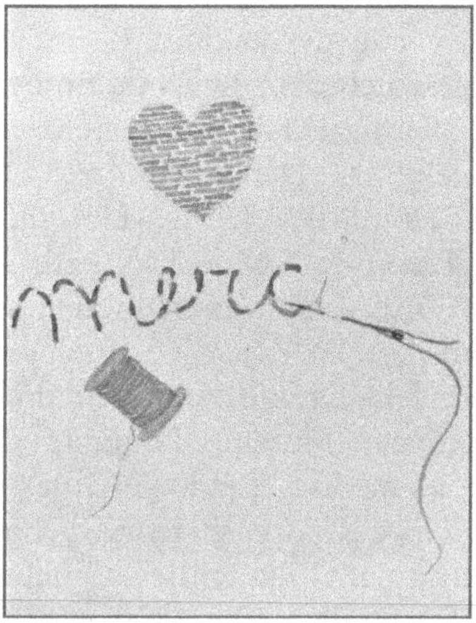

Remerciements

A travers cette liste de prénoms, nous tenons à remercier très chaleureusement chacun des bénévoles, Gentils Porteurs, coupeurs, couturières, coordinateurs d'antennes, animateurs des cellules supports..., pour avoir cru en cette aventure et avoir permis d'offrir plus de 42.000 sur-blouses aux soignants dans 210 villes en France :

Adélaïde, Adeline, Admiracion, Adriana, Agathe, Agnès, Ahn, Akila, Alain, Albane, Alèthe, Alexandre, Alexis, Alice, Aliette, Aline, Alix, Alma, Alyette, Amance, Amandine, Amel, Amélie, Amicie, Anaëlle, Andreas, Andrée, Anelyse, Anita, Anna, Anne, Annabelle, Anna-Gaëlle, Anna-Maria, Anne, Anne-Cécile, Anne-Charlotte, Anne-Claire, Anne-Clémence, Anne-Flore, Anne-Françoise, Anne-Gabrielle, Anne-Geneviève, Anne-Julie, Anne-Laëtitia, Anne-Laure, Anne-Laurence, Anne-Lys, Anne-Marie, Anne-Sophie, Annick, Annie, Anny, Antoine, Arielle, Arlette, Armelle, Artine, Astrid, Aude, Aurélia, Aurélie, Auriane, Aurore, Axelle, Axence, Ayako, Aymeric, Barbara, Béatrice, Bénédicte, Benoît, Bérengère, Bernadette, Bernard, Berta, Bertrand, Beryl, Blanche, Blandine, Brice, Brigitte, Brigitte-Sylvie, Bruno, Camille, Capucine, Carine, Carlos, Carole, Caroline, Catherine,

Cathy, Cécile, Cédric, Céline, Chantal, Charles, Charline, Charlotte, Chloé, Christel, Christelle, Christian, Christiane, Christine, Christophe, Chunfei, Claire, Claire-Estelle, Claire-Marie, Clarisse, Claude, Claudette, Claudia, Claudie, Claudine, Clémence, Clémentine, Cloé, Clothilde, Clotilde, Colette, Coline, Colombe, Constance, Coralie, Cordélia, Corinne, Cyril, Dagmar, Danièle, Danielle, Dany, Dao, David, Déborah, Delphine, Denise, Denize, Diane, Dimitri, Djidje-Elvis, Dominique, Domitille, Doris, Dorothée, Duc-Hanh, Edith, Edouard, Eléonora, Eléonore, Eliane, Elisabeth, Elisabeth-Marie, Elise, Elizabeth, Elodie, Eloïse, Elsa, Emérentienne, Emilie, Emily, Emma, Emmanuelle, Erwan, Estelle, Eudeline, Eugénie, Eva, Eve, Evelyne, Fabienne, Fabrice, Fadela, Fanfan, Fanny, Fatima, Fatyia, Fayza, Fiona, Flavie, Fleur, Florence, Florent, Fontant, France, France-Claire, Francine, François, Françoise, François-Gilles, Frédéric, Frédérique, Gaële, Gaëlle, Geneviève, Georges, Georges-Marie, Gérald, Géraldine, Géraline, Gery, Ghislaine, Gilda, Gilles, Ginette, Gino, Gioia, Gisèle, Guenaël, Guillaume, Guillemette, Gwenaëlle, Gwladys, Hélène, Hélène-Flore, Héloïse, Hong-My, Horus, Hugues, Huguette, Hyacinthe, Hye-Jung, Ibtissam, Ida, Ilham, Inès, Ingrid, Irène, Iryna, Isabel, Isabelle, Jacqueline, Jacques, Jamale, Jamie, Janine, Jean, Jean-Baptiste, Jean-Bernard, Jean-Claude, Jean-Gabriel, Jeanine, Jean-Michel, Jeanne, Jehanne, Jérôme, Jocelyne, Joëlle, Josepha, Josette, Josiane, Julie, Julien, Juliette, Justine, Karen, Karina, Karine, Kathleen, Katty, Keltoum, Laëtitia, Lan, Lan-Huong, Laura, Laure, Laure-Hélène, Laurence, Laurent, Le-Hang, Liliane, Linda, Line, Lionel, Loes, Loïc, Lorie, Louis, Luce, Lucie, Lucile, Lucienne, Ludmila, Ludovic, Luna-Rose, Lydie, Lylyane, Madeleine, Maëva, Magali, Maglione, Maïlis, Maïlys, Maite, Maïté, Malala, Manon, Marisa, Margaret, Marguerite, Maria, Marianne, Mariannick, Mariarita, Marie, Marie-Agnès, Marie-Alix, Marie-Ange, Marie-Anne, Marie-Annic, Marie-Annick, Marie-Aude, Marie-Baptistine, Marie-Béatrice, Marie-Capucine, Marie-Caroline, Marie-Catherine, Marie-Cécile, Marie-Céline, Marie-Charlotte, Marie-Christine, Marie-Claire, Marie-Claude, Marie-Emmanuelle, Marie-France, Marie-Françoise, Marie-Geneviève, Marie-Hélène, Marie-Jeanne, Marie-Joëlle, Marie-Josée, Marie-Laure, Marie-Liesse, Marie-Line, Marie-Louise, Marie-Madeleine, Marie-Noël, Marie-Noëlle, Marie-Odile, Marie-Pascale, Marie-Pauline, Marie-Rose, Marie-Sophie, Marie-Thérèse, Marielle, Marilyne, Marina, Marine, Marion, Marjorie, Marlène, Martha, Marthe, Martine, Maryline, Mary-Renée, Maryse, Maryvonne, Massabielle,

Mathieu, Mathilde, Matthieu, Maud, Mauricette, Maxime, Mayeul, Maÿlis, Maythé, Mélanie, Michel, Michèle, Micheline, Michelle, Mireille, Monique, Muriel, Murray, Myriam, Nabil, Nadège, Nadia, Nadine, Naoko, Natacha, Natalie, Nathalie, Nelly, Nestane, Nicolas, Nicole, Noël, Noémie, Nolwenn, Océane, Odile, Olga, Olivia, Olivier, Olympe, Ombline, Osmane, Pascal, Pascale, Patrice, Patricia, Patrick, Paul, Paule, Paulette, Pauline, Perrine, Philippa, Philippe, Philippine, Philomène, Pia, Pierre, Pierre-Hervé, Prisca, Priscille, Quitterie, Rabha, Rachel, Raphaëlle, Ratiba, Raymonde, Régine, Rémi, Renée, Romane, Ronan, Rosalie, Rosa-Maria, Roselyne, Rose-Marie, Rose-Noëlle, Roxane, Sabine, Sabrina, Salima, Sandra, Sandrine, Sandrine, Sarah, Sascha, Savita, Sédrina, Ségolène, Servane, Séverine, Shanèle, Sibylle, Sidonie, Sigolène, Sigrid, Simon, Simone, Sixtine, Soizic, Solène, Soline, Sonia, Sonya, Sophia, Sophie, Steffie, Stéphan, Stéphane, Stéphane-Henri, Stéphanie, Sun, Susan, Suzanne, Suzon, Suzy, Svetlana, Sybille, Sylvain, Sylvana, Sylvia, Sylviane, Sylvie, Thérèse, Thierry, Thiphaine, Thomas, Thomasine, Thome, Ting, Tiphaine, Uyen Ly, Valentine, Valérie, Vanessa, Véronica, Véronique, Vianney, Victoire, Victoria, Vincent, Violaine, Violette, Virginie, Viviane, Wiem, Xavier, Yann, Yolaine, Yolande, Ysabelle, Yurkina, Yvette, Yves, Zohra… et tous les anonymes charitables.

Un grand merci aussi aux partenaires qui ont contribué à la réussite d'Over the blues :

- Les entreprises mécènes : AG2R-La Mondiale, Crédit Agricole IDF, EDF Entreprises, Fondation Orpea, Mutuelles de Poitiers.

- Les entreprises ayant apporté leurs compétences : Cabinet Dentons, Capsule Market, DigiChrom' Art, Innocent, NLB Ressource, Wavestone

- Les entreprises ayant offert du matériel : Antonelle, Ateliers FIM, Brunel, Elis, Emmaüs Bougival, Ker Diff, Les Étoffes du Sentier, Le Sénéchal, Lions Club, PS René, Sajou, Sandow Technic, Sacred, SEBBF, Spécial Repass, Tiger Taylor, Picalo, TGL...

- La Gendarmerie Nationale et La Marine Nationale

Enfin, nous tenons plus particulièrement à remercier toutes les personnes qui ont contribué à l'écriture de ce livre : Aude de MONTILLE et Odile de RUFFRAY, ainsi que Géraldine BERNARD, Jérôme CLIQUET, Isabelle FOUET, Cécile LEFEBURE, Paule LUMIA, Nathalie de SARS, Florent VIOLOT, notre illustratrice Auriane RICHARD, ainsi que Nolwenn de LA BROSSE pour son regard de coach-formatrice sur les clés du succès.

Soyez assurés de nos sincères remerciements,
et comme nous vous l'avons si souvent écrit pendant l'opération

« **Merci pour nos soignants** ».

ANNEXES

- **Qu'est-ce que le COVID-19 ?**

Il convient de connaître son ennemi ; les deux classifications face à face, Homme / Virus, montrent bien que l'attaque vient de l'autre bout de la classification des espèces, presque d'une autre planète.

	Etre Humain	COVID 19
Type	: Eucaryote	Virus
Règne	: Animalia	Riboviria
Embranchement	: Chordata	Piscurviricota
Classe	: Mammalia	Pisoniviricètes
Ordre	: Primate	Nidovirales
Famille	: Hominidae	Coronaviridae
Genre	: Homo	Coronavirus
Espèce	: Homo sapiens	SARS-Cov-2
Surnom	: Homme	Coronavirus Disease 2019

Evolution synthétique de l'aventure d'Over the blues, extraites des newsletters quotidiennes

V 27/03/2020

- 1 établissement de santé d'IDF lance un appel au secours pour confectionner les sur-blouses dont ils manquent cruellement : des centaines de sur-blouses sont commandées à Aude et Odile qui ne se connaissent pas encore
- Une amie commune, Marie-Alix, constate qu'elles ont le même projet et les met en relation
- Aude de Montille et Odile de Ruffray unissent leurs énergies, proposent un patron et rassemblent deux équipes de couturières bénévoles qu'elles appellent leurs "fées"

S 28/03/2020

- Un appel est lancé sur les réseaux sociaux. Il faut recruter d'urgence d'autres bénévoles (couturiers et livreurs) et des donateurs de tissu
- Un concept simple avec des sur-blouses :
  - Réalisables grâce à l'entraide de tous (donateurs draps, couturières, porteurs)
  - De qualité, et de taille unique, simples à fabriquer
  - Emballées et présentées nickel avec vos mots et des dessins d'enfants
  - Cousues grâce à des bénévoles répartis sur des antennes autonomes
  - Conçues dans une démarche RSE

D 29/03/2020

- Il faut donner un nom à l'opération qui a pour ambition d'enlever le blues aux soignants et à leurs malades. Elle est baptisée "Over the blues" !

M 31/03/2020

- Mise en place de newsletters quotidiennes

V 03/04/2020

- Les antennes fleurissent

S 04/04/2020

- Les équipes travaillent d'arrache-pied. Premier article dans Le Parisien. Les médias s'intéressent à l'action des couturières bénévoles qui se développe de façon fulgurante en IDF

D 05/04/2020

- La rédaction de TF1 décide de s'emparer du sujet et diffuse un reportage le soir même au JT de 20H

L 06/04/2020

- Faire évoluer le concept : oser la couleur, Tenter l'impossible dans un contexte de crise : faire rire les soignants et sourire les patients
- "Over the blues" prend des couleurs avec un magnifique logo
- Les besoins sont immenses partout en France. Over the blues se structure pour accompagner son développement national qui s'amorce. Le succès des antennes d'origine est dupliqué en régions encore et encore
- Clarté de l'organisation créée autour des responsabilités (vs égos)
    - o Sortir des schémas habituels (organisation vs organigramme)
    - o Organisation = affichage d'un système avant tout relationnel (coopération vs subordination)
    - o Définition précise des rôles de chacun
    - o Création de boîtes mails génériques

M 07/04/2020

- Le site over-the-blues.com développé en 36 h par un partenaire est lancé.
- Il centralise les besoins des soignants, les offres d'aide et de fourniture… et les affecte à l'antenne la plus proche

M 08/04/2020

- Les pages Facebook et Instagram sont créées pour faire rayonner cet incroyable élan de solidarité, recruter, informer, susciter les dons de fournitures…

- Appel d'un soignant demandant 200 sur-blouses promises pour le lendemain 14h, miraculeusement arrivées à l'heure

J 09/04/2020

- Les propositions bénévoles affluent

V 10/04/2020

- Lancement d'un livre d'Or sur internet

L 13/04/2020

- Lancement d'une application qui rapproche les bénévoles des antennes existantes, par géolocalisation ?

J 16/04/2020

- Ouverture de la 100ème antenne
- Début de la déferlante des professions libérales (3000 demandes en 48 heures)

V 17/04/2020

- Over the blues devient officiellement une association loi 1901 sous le n°W 784009781 grâce à l'action efficace de notre partenaire juridique (Dentons)
- Over the blues se structure en cellules pour répondre à la croissance (Partenaires, soignants, ouverture d'antennes, coordination d'antennes)

S 18/04/2020

- Les antennes doublent leur cadence face à la demande toujours plus pressante

D 19/04/2020

- Pas de répit pour les bénévoles, produire toujours plus !

L 20/04/2020

- On frôle la crise à Metz, une Parisienne à Metz ! pour finalement avoir 1 puis 2 puis 3 antennes avec 3 coordinatrices hyper motivées

M 21/04/2020

- Dépôt d'une sur-blouse à l'Elysée

J 22/04/2020

- Nancy et Metz appellent à l'aide - challenge de l'IDF : réunir 800 sur-blouses. Les gendarmes de Versailles acceptent de les transférer dans l'Est
- La région Est a donné du tissu que les gendarmes ont rapporté à leur retour, en Région parisienne.
- La gendarmerie étend cette action à la France entière par plusieurs transports

V 23/04/2020

- Gestion de crise à Toulon : Maire & Amiral injoignables, communication avec Var Matin difficile
- Surchauffe et fatigue dans les équipes qui se donnent à fond

S 25/04/2020

- 10 000ème sur-blouse livrée ! 1000 blouses par jour

D 26/04/2020

- Appel à la réserve civique pour trouver des bénévoles

L 27/04/2020

- Les anciennes antennes fatiguent mais tiennent, les nouvelles antennes fourmillent d'idées

M 28/04/2020

- 14500 sur blouses livrées ; La demande est toujours largement > à l'offre (env. 300 demandes supp. / jour)
- Attention à vouloir faire plaisir aux professions libérales. "Quand je donne une place [= une blouse], je fais un ingrat et cent mécontents" Louis XIV. (environ 300 demandes supp./ jour)
- Renforcer les contrôles qualité

M 29/04/2020

- Toulon et Bergerac vont aider les Petites Sœurs des pauvres à Agen… où il n'y a pas d'antenne Over the blues

- Lancement de projets de communication : Livre sur Over the blues, vidéo histoire d'une antenne, vidéo pour un montage collectif Over the blues
- Répondre au doute sur les valeurs collectives. Bénévole ou Rémunération
- Publier les remerciements de l'APHP sur le site internet

J 30/04/2020

- Lancement de l'Opération des blouses pour les services pédiatriques : 800 sur-blouses colorées qui amusent les enfants.
- Géolocalisation : Lancement des emails Rapprochement bénévoles <-> antennes / soignants <-> antennes
- Formaliser l'activité Mécénat = AG2R, Wavestone, Dentons, Allianz

L 04/05/2020

- Rappel des valeurs communes :
  - Une noblesse de cœur qui nous fédère tous
  - Un engagement collectif et une volonté de fabriquer des chefs d'œuvre de qualité
  - Une créativité largement stimulée par une autonomie totale des antennes
  - Une confiance aveugle en chacun d'entre vous
  - Le développement durable doit être pris en compte dans la fabrication des sur-blouses

J 07/05/2020

- Renforcer la couleur dans les sur-blouses
- Donner 2 sur-blouses pour les professions libérales de sa commune
- Préparer un atterrissage en douceur. Trouver la relève
- Annoncer la suite d'Over the blues

V 08/05/2020

- Déjà plus de 30 000 sur-blouses livrées
- Professions libérales : prêter aux dentistes qui sont dans l'urgence
- Lancer des collections (Bleu-blanc-rouge)

- Réaliser une étude de marchés « en off » auprès de 20 libéraux : des blouses de fabrication française sur mesure à 20€/sur-blouse

M 12/05/2020

- Échanger avec des bénévoles de façon informelle sur le projet After the blues
- Aude sur l'émission de M6 de Cyril Lignac : 30 secondes pour résumer 1 mois intense
- Utiliser les réseaux sociaux

D 17/05/2020

- 30 000 sur-blouses ! et 50 000 visiteurs uniques sur le site Over the blues !
- Définir un projet commun « Financer des machines pour les EA/ ESAT »
- Définir les 4 axes stratégiques :

  Fabriquer des Sur-blouses via les ESAT et/ou les bénévoles

  Créer une plateforme de mise en relation « Au cœur des créateurs » pour remercier les bénévoles qui s'apprêtent à reprendre leur travail

  Créer une collection textile qui permette de faire travailler des ateliers de personnes en situation difficile et dont les bénéfices serviront à financer les actions solidaires d'OTB

  Créer un réseau de service à la personne « Art et écoute »

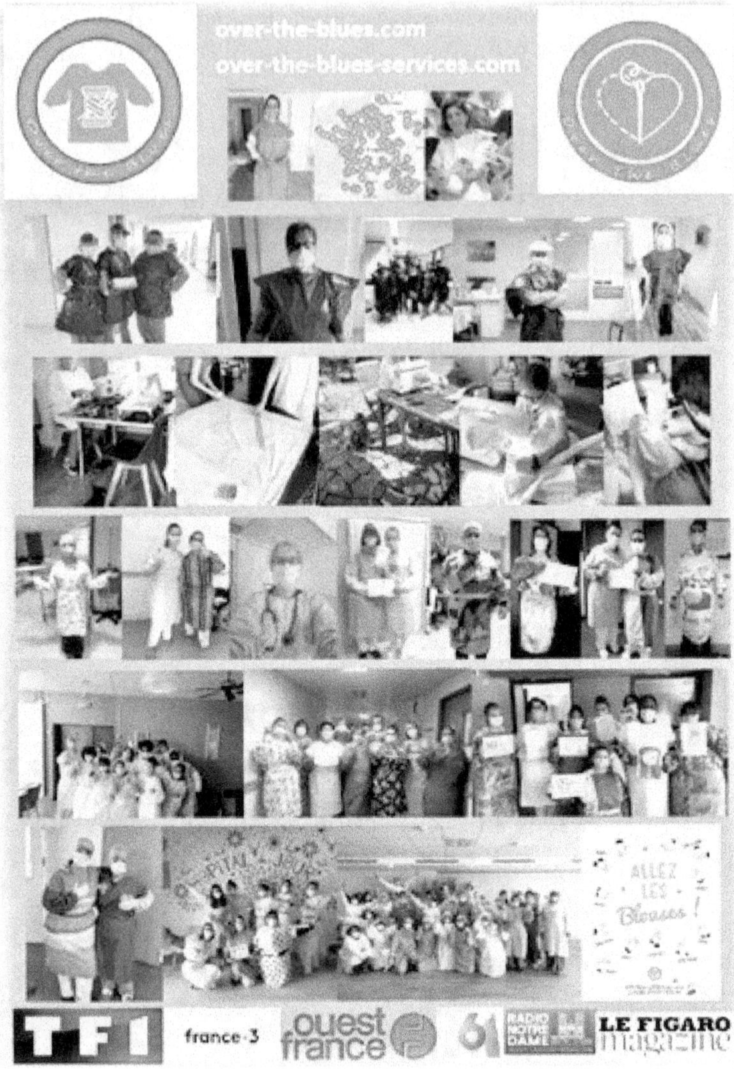
over-the-blues.com
over-the-blues-services.com
ALLEZ LES Blouses !
TF1
france·3
ouest france
RADIO NOTRE DAME
LE FIGARO magazine

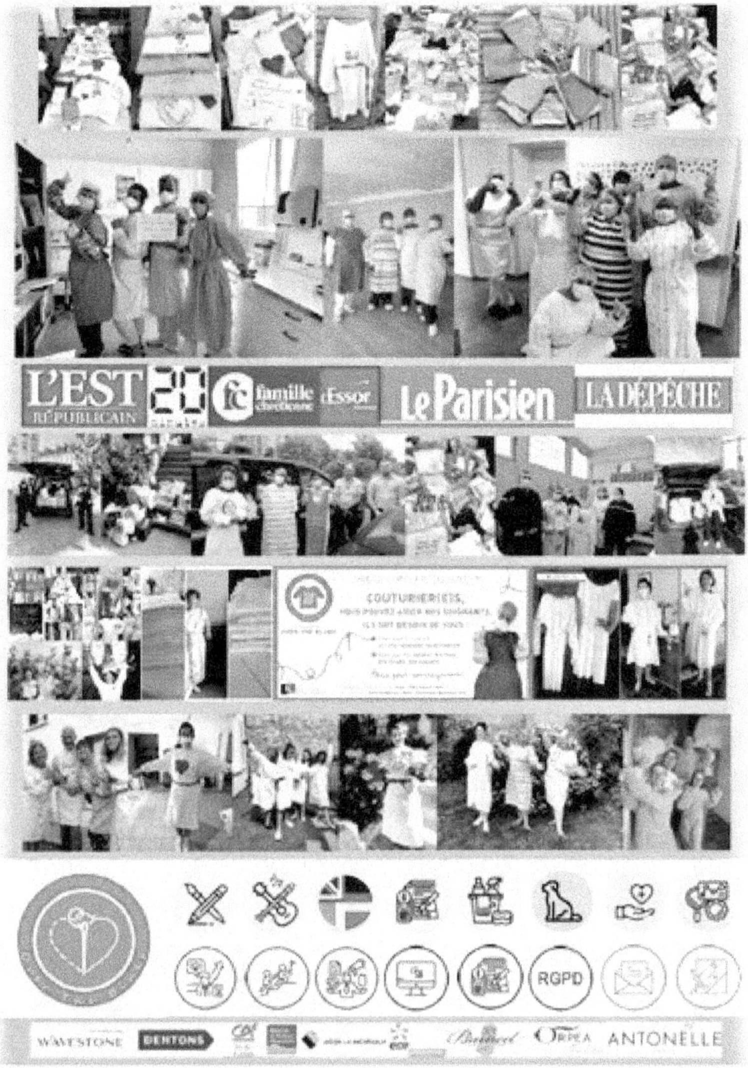
L'EST
RÉPUBLICAIN
famille chrétienne
l'Essor
Le Parisien
LA DÉPÊCHE
COUTURIER(E)S,
RGPD
WAVESTONE
DENTONS
ORPEA
ANTONELLE

Structures éditoriales du groupe L'Harmattan

L'Harmattan Italie
Via degli Artisti, 15
10124 Torino
harmattan.italia@gmail.com

L'Harmattan Hongrie
Kossuth l. u. 14-16.
1053 Budapest
harmattan@harmattan.hu

L'Harmattan Sénégal
10 VDN en face Mermoz
BP 45034 Dakar-Fann
senharmattan@gmail.com

L'Harmattan Cameroun
TSINGA/FECAFOOT
BP 11486 Yaoundé
inkoukam@gmail.com

L'Harmattan Burkina Faso
Achille Somé – tengnule@hotmail.fr

L'Harmattan Guinée
Almamya, rue KA 028 OKB Agency
BP 3470 Conakry
harmattanguinee@yahoo.fr

L'Harmattan RDC
185, avenue Nyangwe
Commune de Lingwala – Kinshasa
matangilamusadila@yahoo.fr

L'Harmattan Congo
67, boulevard Denis-Sassou-N'Guesso
BP 2874 Brazzaville
harmattan.congo@yahoo.fr

L'Harmattan Mali
ACI 2000 - Immeuble Mgr Jean Marie Cisse
Bureau 10
BP 145 Bamako-Mali
mali@harmattan.fr

L'Harmattan Togo
Djidjole – Lomé
Maison Amela
face EPP BATOME
ddamela@aol.com

L'Harmattan Côte d'Ivoire
Résidence Karl – Cité des Arts
Abidjan-Cocody
03 BP 1588 Abidjan
espace_harmattan.ci@hotmail.fr

Nos librairies en France

Librairie internationale
16, rue des Écoles
75005 Paris
librairie.internationale@harmattan.fr
01 40 46 79 11
www.librairieharmattan.com

Librairie des savoirs
21, rue des Écoles
75005 Paris
librairie.sh@harmattan.fr
01 46 34 13 71
www.librairieharmattansh.com

Librairie Le Lucernaire
53, rue Notre-Dame-des-Champs
75006 Paris
librairie@lucernaire.fr
01 42 22 67 13

www.ingramcontent.com/pod-product-compliance
Lightning Source LLC
LaVergne TN
LVHW010942061026
849535LV00007B/2537
* 9 7 8 2 3 4 3 2 3 5 6 3 9 *